W0472946

Carl-Auer

Meiner Lehrerin
und seit fast drei Jahrzehnten
freundschaftlich verbundenen Kollegin
Elisabeth Pfäfflin

Matthias Lauterbach

Wie Salz in der Suppe

Aktionsmethoden für Gruppen- und Einzelarbeit

2007

Satz u. Grafik: Drißner-Design u. DTP, Meßstetten
Umschlaggestaltung: Goebel/Riemer
Umschlagfoto: Matthias Lauterbach
Printed in the Netherlands
Druck und Bindung: Koninklijke Wöhrmann, Zutphen

Erste Auflage 2007
ISBN 978-3-89670-608-9

Bibliografische Information der Deutschen Nationalbibliothek
Die Deutsche Nationalbibliothek verzeichnet diese Publikation in der
Deutschen Nationalbibliografie; detaillierte bibliografische Daten sind im
Internet über http://dnb.d-nb.de abrufbar.

Informationen zu unserem gesamten Programm, unseren Autoren
und zum Verlag finden Sie unter: **www.carl-auer.de.**

Wenn Sie unseren Newsletter zu aktuellen Neuerscheinungen
und anderen Neuigkeiten abonnieren möchten, schicken Sie
einfach eine leere E-Mail an: **carl-auer-info-on@carl-auer.de.**

Carl-Auer Verlag
Häusserstraße 14
69115 Heidelberg
Tel. 0 62 21-64 38 0
Fax 0 62 21-64 38 22
E-Mail: info@carl-auer.de

Inhalt

Vorwort **8**

1. Einführung **11**
1.1 Das Erleben in räumlichen Dimensionen und Metaphern 11
1.2 Räumliche Konstellationen als Sprache 13
1.3 Aktionsmethoden im Kontext systemischen Denkens und Handelns 16
1.4 Nomenklatur 19
1.5 Grundsätzliches Vorgehen bei den Aktionsmethoden 20
1.6 Die verschiedenen Aktionsmethoden: Eine erste Übersicht 24
1.6.1 Rollen als Beschreibungen 25
1.6.2 Psychodrama, Skulptur, Soziometrie 28
1.6.3 Arbeit mit Aufstellungen 30
1.6.4 Einsatz von Aktionsmethoden und ihre Indikationen 31

2. Soziometrie in Aktion: Eine Einführung **33**
2.1 Zur Geschichte der Soziometrie 33
2.2 Prinzipien der Soziometrie 34
2.3 Unterschiede zu anderen Aktionsmethoden 36
2.3.1 Aufstellungsarbeit und Aktionssoziometrie 37
2.3.2 Skulpturarbeit und Aktionssoziometrie 42

3. Soziometrische Methoden **44**
3.1 Grundlegende Varianten 44
3.2 Das soziale Atom 46
3.3 Soziometrische Explorationen von Gruppen und Teams 50
3.3.1 Erkundung der Vorgeschichte einer Gruppe 51
3.3.2 Skalierungen und Rangfolgen 52
3.3.3 Erkundungen mit Wahlen 55
3.3.4 Besonderheiten bei der soziometrischen Arbeit 57
3.3.5 Die soziometrische Positionierung zu einem Thema 59
3.3.6 Ergänzende Arbeitsformen 62

4. Aktionsmethoden mit geometrischen Grundfiguren **65**
4.1 Die Lebenslinie 65
4.2 Der Lebenszyklus 74
4.3 Der Diamant der Ambivalenz 84
4.4 Die drei Polaritäten 92
4.5 Die Inszenierung der Theorie U 95

4.5.1 Das Modell 95
4.5.2 Der Arbeitsprozess 97

5. Psychodramatische Vignetten 100
5.1 Einführung 100
5.2 Die Methodik der Vignette 103

6. Die Arbeit mit Skulpturen 108
6.1 Einführung 108
6.2 Die Methodik der Skulptur 109
6.3 Indikation 113
6.4 Sonderformen 113
6.4.1 Skulpturierung der Wunderfrage 113
6.4.2 Skulpturen mit Externalisierungen von Problemen 114

7. Die systemische Fotoinszenierung 117
7.1 Einleitung 117
7.2 Die Fotografie 121
7.2.1 Zur Geschichte 121
7.2.2 Straight and Street Photography 124
7.2.3 Inszenierte Fotografie 128
7.3 Der Ablauf der systemischen Fotoinszenierung 133
7.3.1 Der Rahmen 133
7.3.2 Die Vorbereitung 134
7.3.3 Die Arbeitsschritte 135
7.3.4 Die Auswertung 138
7.3.5 Die Dokumentation und die Metareflexion 142
7.3.6 Die Weiterarbeit 142
7.3.7 Quellen für Bildmaterial zur systemischen Fotoinszenierung .. 142

8. Kunst und Raum 145
Die räumliche Arbeit in Ausstellungen und Museen 145

9. Spezielle Anwendungsfelder 150
9.1 Aktionsmethoden in Übergangssituationen 150
9.1.1 Psychodramatische Vignetten bei Übergangssituationen 151
9.1.2 Der Lebenszyklus bei Übergangssituationen 152
9.1.3 Lebenslinien bei Übergangssituationen 152
9.1.4 Glaubenspolaritäten bei Übergangssituationen 153
9.2 Die Inszenierung der Phasen eines Veränderungsprozesses ... 155
9.3 Aktionsmethoden am Beginn von Teamentwicklungen und Seminararbeit 159
9.3.1 Soziometrische Explorationen zur Gestaltung einer Tagung ... 160

9.4 Evaluationen in Aktion 165
9.5 Lebensbalance 166
9.6 Inszenierung der Salutogenese 169
9.7 Lebens- und Karriereplanung 173

10. Die Arbeit mit »Bodenankern« 176
10.1 Das Grundprinzip 176
10.2 Variationen der Methode 177
10.2.1 Bildpostkarten und Symbole als Bodenanker 177
10.2.2 Mind Map in Aktion 178

11. Vorbereitungsübungen zur Arbeit im Raum 180
11.1 Wahrnehmungsübungen 180
11.1.1 Die Wahrnehmung von innen und außen 180
11.1.2 Die Wahrnehmung des Raumes 181
11.1.3 Die Raumwahrnehmung mit Partner 181
11.2 Die Energetisierung von Füßen und Beinen 184

Nachwort 185

Literatur 187
Über den Autor 192

Vorwort

Der ästhetische Imperativ: »Willst du erkennen, lerne zu handeln«.
Heinz von Foerster

Gelungene Verbindungen von Geist, Herz und Hand lassen am ehesten das Neue entstehen und sind die Voraussetzung für die Gestaltung von Wandel. Aktionsmethoden katalysieren diese Verbindungen und bauen sie aus, sie würzen Entwicklungen und sind wie Salz in der Suppe.

Das Buch stellt ein breites Spektrum von Methoden für die lösungsorientierte Arbeit vor, die für räumliche Darstellungen, Inszenierungen und Simulationen zur Verfügung stehen. Für diese Methoden wurde der Oberbegriff »Aktionsmethoden« gewählt. Das Buch ist auf der Basis jahrzehntelanger Erfahrungen mit Aktionsmethoden entstanden und stellt auch die von mir entwickelten Ansätze dar. Die genauen Abläufe aktionsmethodischer Prozesse, die Einsatzmöglichkeiten und -grenzen, die Indikationen und die theoretischen Hintergründe werden erläutert.

Die Arbeit mit räumlichen Darstellungen, Inszenierungen und Simulationen hat eine hohe Faszination, weil sie die sprachlichen Zugänge deutlich erweitert und ergänzt. Dadurch werden zusätzliche Perspektiven geöffnet und Erlebensqualitäten ermöglicht. Die Arbeit im Raum hat viele und auch sehr unterschiedliche Wurzeln – wie z. B. das Theaterspiel oder einfach auch die tägliche Erfahrung von Abstand und Nähe zu anderen Menschen. Dank Psychodrama und Soziometrie gibt es eine lange Tradition des professionellen Einsatzes von daraus abgeleiteten variantenreichen Methoden und des Transfers in viele Arbeitsfelder. Es sind umfangreiche Erfahrungen zusammengetragen worden und auch in Qualifizierungsprozesse eingeflossen.

Der Boom der Arbeit im Raum ist sicher auch durch die Popularität des Familienstellens (B. Hellinger, G. Weber u. a.) beflügelt worden – mit den flankierenden, emotional aufgeladenen Diskussionen. Durch die Aufstellungsarbeit sind zusätzliche und sehr effektive Methoden entstanden, die in den letzten Jahren ein hohes Maß an Differenzierung erreicht haben. Diese Methoden spielen im Kanon der Aktionsmethoden sicher eine wichtige Rolle und ergänzen in vielen Arbeitsfeldern die anderen Aktionsmethoden, ersetzen sie aber nicht.

Oft herrscht allerdings auf der Ebene der konkreten Anwendung noch ein erstaunliches methodisches Durcheinander.

Im Mittelpunkt dieses Buches stehen die Aktionsmethoden, die nicht unter dem Oberbegriff der Aufstellungsarbeit firmieren – für die Aufstellungsarbeit ist ausreichend und fundierte Literatur verfügbar. Es werden allerdings die Unterschiede zu und Ähnlichkeiten mit den anderen Aktionsmethoden herausgearbeitet sowie Überschneidungen und Abgrenzungen dargestellt. Zudem wird der Platz der Aufstellungsarbeit im Reigen der Aktionsmethoden skizziert. Die einzelnen methodischen Zugänge zu den unterschiedlichen Aktionsmethoden sind in der Literatur bei den jeweiligen Schulen beschrieben worden. Es fehlt aber eine synoptische Übersicht, die auch Ähnlichkeiten und Unterschiede darstellt. Zudem sind von mir etwa seit Ende der 1980er Jahre methodische Erweiterungen entwickelt worden (z. B. Methoden der Aktionssoziometrie, die systemische Fotoinszenierung u. a.), die auf eine gebündelte Darstellung warteten.

Die Arbeit mit räumlichen Darstellungen, Inszenierungen und Simulationen kann in allen Beratungs-, Moderations- und Qualifizierungsprozessen eingesetzt werden: in Therapie, Supervision, Coaching, Karriereberatung, in Change-Prozessen bei Organisationen, in Teamentwicklungsprozessen, in Fort- und Weiterbildungsgruppen usw. Aktionsmethoden sind mit einem entsprechenden methodischen Zuschnitt in der Einzel-, der Paar- und Familienberatung, in Seminaren und Gruppen – auch bei Großgruppeninterventionen – einsetzbar. Auch persönliche Klärungsprozesse ohne professionelle Begleitung lassen sich mit Aktionsmethoden optimieren. Sie können letztlich in jedem Kontext umgesetzt werden und sind an keinen speziellen professionellen Kontext gebunden.

Das Buch ist sehr praxisnah gestaltet worden. Nach kurzen Einführungen und der Erläuterung der jeweiligen theoretischen Hintergründe werden die Methoden und die einzelnen Arbeitsschritte ausführlich beschrieben und illustriert.

Aktionsmethoden lassen sich im Kontext systemischen Denkens und Handelns optimal anwenden, sie bringen systemische Methoden in Aktion und setzen sie in räumliches Erleben um. Die Beschreibung von Aktionsmethoden im Kontext systemischer Denk- und Handlungsmodelle ist außerhalb der systemischen Strukturaufstellungen noch nicht umfassend geleistet worden, was hier ebenfalls in ersten Ansätzen nachgeholt wird.

Eine Hürde ist es natürlich, Aktionsmethoden ohne Aktion zu vermitteln. »Show me, don't tell me!«, war eine der häufigsten Redewendungen in meiner Psychodramaausbildung in Amerika. In diesem Buch wird trotzdem der Versuch gemacht, kleine Leitfäden für die konkreten aktionsmethodischen Arbeitsprozesse aus den notwendigen Hintergrundinformationen abzuleiten. Das Erlernen von Aktionsmethoden ist allerdings dann abhängig vom reflektierten Handeln. Das Buch soll also auch ermutigen, sich überschaubare Situationen zu schaffen, um mit Aktionsmethoden Erfahrungen zu sammeln und diese Erfahrungen sorgfältig zu reflektieren.

In dem Buch wird durchgehend die männliche Form verwendet. Dies dient ausschließlich der Lesbarkeit des Textes.

Matthias Lauterbach
Hannover, Februar 2007

1. Einführung

1.1 Das Erleben in räumlichen Dimensionen und Metaphern

Menschliches Erleben ist von räumlichen Metaphern geprägt. Viele Beschreibungen greifen auf räumliche Erfahrungen und Vorstellungen zurück: »Fünf *vor* zwölf« lässt etwas so Abstraktes wie Zeit »anfassbar« werden. Nicht umsonst bevorzugen viele Menschen analoge Uhren, die ihnen die räumliche Vorstellung der Zeit erleichtern. Der große Zeiger, der den Raum des Zifferblattes in halbe oder Viertelportionen einteilt und der in seinem Lauf alle Ziffern streift, sich vor, hinter, unter oder über die Zahlen stellt, erzeugt eine unmittelbare, körperlich nachvollziehbare Zeitvorstellung.

Auch Beziehungen werden mit räumlichen Metaphern beschrieben: Man geht nebeneinander durchs Leben, der Mann steht hinter seiner Frau, hält ihr den Rücken frei, in Organisationen habe ich den Chef über mir und die *Unter*gebenen sind dort, wo der räumliche Begriff sie hinordnet.

Diese Art von räumlichem Erleben ist nicht verwunderlich, weil die unmittelbarsten Lebenserfahrungen schon bei der Geburt mit dem Erleben des Raumes beginnen. Es ist eine Überlebensfrage, wie sich mein Körper zu seiner Umgebung in Beziehung setzt (oder gesetzt wird). Es ist eine Überlebensfrage, ob ich nah bei meiner Mutter bin oder weit entfernt, ob ich sie mit meinen Augen erreiche, meine Haut sie spürt und mein Körper gehalten wird. Vom Beginn des (vorgeburtlichen) Lebens haben der Platz, der Raum, das Erleben des Raumes eine eminent wichtige Bedeutung. Körperliches Erleben im Bezug zum Raum ist deshalb sehr unmittelbar, fast archaisch und eng mit emotionalem Erleben verbunden. Dies spiegelt sich in vielen Situationen unseres Alltags wider, ebenso in unserer Sprache.

Die Arbeit mit Aktionsmethoden greift auf diese Zusammenhänge zurück. Die oft verlorengegangene bewusste Sensibilität für das eigene Erleben in Bezug auf Räume, auf Nähe und Abstand, auf Annäherung und Entfernung wird reaktiviert. Das räumliche Erleben wird zur Reflexion des eigenen Lebensweges, zur Lösung von Problemen, zum Beantworten von Fragen, zur Positionierung bei Herausforderungen u. v. a. m. benutzt.

Unter dem Begriff Aktionsmethoden werden hier alle Ansätze zusammengefasst, die die räumlichen Erlebensmöglichkeiten von Menschen in ihrer Arbeit verankern. Die Dynamik des Raumes, die Positionierungen im Raum, die Konstellationen von Systemen im Raum, die Bewegung, die Aktion und die Interaktion im Raum prägen diese Methoden (s. Abb. 1).

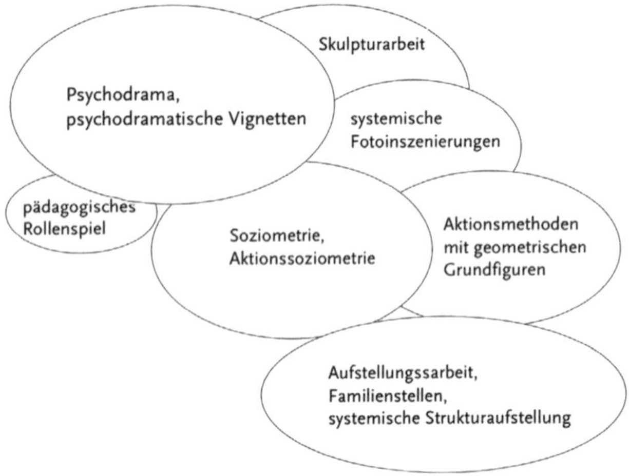

Abb. 1: Aktionsmethoden und ihre methodischen Überschneidungen

Manche Aktionsmethoden haben eher handelnde, spielerische Anteile und sind durch das Aufsuchen von Plätzen, den körperlichen Ausdruck über Haltung, Gestik, Bewegung und durch die inszenierte Abfolge von gespielten Rollen gekennzeichnet. Die Orientierung an der Handlung in diesen Methoden hat jedoch als Gegengewicht auch die Stille, die ein Nachspüren ermöglicht, mit einem gelegentlich fast meditativ wirkenden Vollzug von Bewegungen. Eine gute Mischung von Handlung und Stille lässt hier das Neue emergieren.

Andere Methoden fokussieren eher auf die Plätze, Positionen, Konstellationen und auf die dabei entstehenden Wahrnehmungen und auf die zwischen den Menschen gesprochene Sprache.

Die Arbeit mit Aktionsmethoden richtet die Aufmerksamkeit auf den Raum, also auch auf den konkreten Raum, in dem mit diesen Methoden gearbeitet wird. Es wird also unmittelbar spürbar, wie die

Energie und die Atmosphäre des Raumes erheblichen Einfluss auf das Geschehen haben können. Berater, Moderatoren, Gruppenleiter brauchen hier eine besondere Aufmerksamkeit für die Beschaffenheit und die Gestaltung des Raumes: Licht (Tageslicht!), Luft, Temperatur, Lärm und Ruhe, Geruch, Farben, Ausstattung etc. Die Energie und die Verteilung der Energie lassen sich in einem Moment der Stille in dem Raum erspüren. Nach solchen Erkundungen des Raumes kann über Umgestaltungen im Rahmen des Möglichen, über Sitzordnungen, Arbeits- und Pausenbereiche etc. entschieden werden (hilfreich dafür sind z. B. auch die Grundlagen von Vasati, vgl. Schmieke 2003; www.vasati.de).

1.2 Räumliche Konstellationen als Sprache

Menschen haben viele Wege entwickelt, Botschaften auszutauschen, zu kommunizieren. Sie verfügen über das gesprochene Wort, also über die hochdifferenzierten Möglichkeiten, sich über Sprache mitzuteilen. Dass diese Sprache nicht eindeutig ist, dass es einen Unterschied gibt zwischen dem, was einer sagt, und dem, was der andere versteht, erfahren Menschen mehr oder weniger leidvoll. Die physiologischen bzw. physikalischen und erkenntnistheoretischen Zusammenhänge von verbaler Sprache sind ausführlich diskutiert, auch dass Sprache nur Informationen und Bedeutung erzeugen lässt in Bezug auf einen Rahmen, einen Kontext, eine Beziehung. Das macht die Kommunikation spannend und unvorhersehbar. Noch komplexer ist die Situation, wenn die anderen Ebenen oder Kanäle von Kommunikation hinzugenommen werden:

- die Stimme, die die Sprache spricht – ihre Melodien, ihre Tempi, ihre Rhythmen und ihre Modulationen
- die Mimik einschließlich der (Ver-)Färbungen der Haut
- die Gestik der peripheren (Finger, Hände) und der zentralen Körperteile (Arme, Beine, Rumpf)
- die Haltung des Körpers und des Kopfes
- die Kleidung (oder ihr Fehlen)
- und eben: die räumliche Position, die wir einnehmen und mit der wir eine Beziehung zu anderen Menschen und Gegenständen und zu der Umgebung herstellen.

Mit einem *Experiment* lässt sich das leicht ausprobieren
Suchen Sie sich einen Kommunikationspartner, stellen Sie ihn in den Raum, und stellen sich dann an irgendeinen Platz in dem Raum dazu. Spüren Sie nach, wie sich diese Position, der Abstand, die Richtung anfühlt.

Verändern sie dann den Platz, und registrieren Sie die Unterschiede, die entstehen: Welche unterschiedlichen Botschaften geben Sie und erleben Sie an den unterschiedlichen Plätzen, und welche Botschaften gibt und erlebt Ihr Kommunikationspartner?

Sie können das Experiment noch erweitern:

Sprechen Sie von unterschiedlichen Positionen die gleichen Worte (»Ich liebe dich«, »Ich achte dich«, »Wir gehen jetzt einen Kaffee trinken«, »Nein!«, »Ja!« ...), und beobachten Sie die Unterschiede der Wirkung.

Das kleine Experiment zeigt, dass die räumliche Positionierung eine eigene Sprache spricht. Menschen kommunizieren permanent über diese Sprache: auf Familienfesten (wie viel Aufwand wird in die Sitzordnung investiert?), bei Arbeitsbesprechungen, in unseren Paarbeziehungen. Es ist eine Sprache, die oft nicht als eigene Sprache »gehört« wird, weil andere Sprachen sie überlagern. Es ist eine Sprache, die in dem Zwischenraum entsteht, also nicht vom einzelnen Menschen gesprochen werden kann. Trotzdem werden wichtige Informationen darüber generiert, und die Botschaften der anderen Sprachen werden moduliert, angereichert oder verändert.

Beispiel: Menschen haben ein sehr genaues Gespür für die Bedeutungen, die sie z. B. über körperliche Nähe erzeugen: Bei der Begrüßung von zwei sich fremden Menschen kann jedem Zentimeter zu viel Abstand oder zuviel Nähe über die zwischen beiden erzeugte Sprache eine Bedeutung zugewiesen werden.

Sparrer und Varga von Kibéd nennen die zwischen Menschen entstehende Sprache »transverbale Sprache« (Sparrer 2006, S. 19, s. u.). Sie verbinden damit das Konzept einer Sprache, die über den einzelnen Menschen hinausgeht und mindestens ein Gegenüber braucht, um überhaupt erklingen zu können.

Wenn man der Idee folgt, dass es vielerlei Sprachmöglichkeiten gibt, von den verbalen über die averbalen und paraverbalen bis zu den transverbalen Sprachen, die alle durch die räumliche Positionierung in den Beziehungen eine eigene Bedeutung bekommen, dann stellen die verschiedenen Aktionsmethoden diese räumliche Erzeugung von Bedeutung in unterschiedlicher Art und Weise in den Vordergrund. In der einen Methode steht die räumliche Positionierung mit der Wahrnehmung von Unterschieden ganz im Zentrum (z. B. bei den systemischen Strukturaufstellungen und einigen Spielarten der Aktionssoziometrie), in anderen ist das Erleben von körperlichen Haltungen, Gesten bedeutsamer (z. B. bei Skulpturen), wieder andere bedienen sich zusätzlich szenisch organisierter Bewegungen (z. B. das Psychodrama).

Allen Methoden, die auch auf die Sprache der räumlichen Positionierung setzen, ist eigen, dass sie ihre Informationen über Unterschiede von Positionierung und Körperbewegung erzeugen. Sie tun dies wiederum mit unterschiedlichen Methoden. Der basale Algorithmus menschlichen Beobachtens und Erkennens (»Triff eine Unterscheidung«) wird durch die Veränderung von Plätzen im Raum, von Positionen, von Aktionen, von Zuordnungen erreicht (»Bezeichne die getroffene Unterscheidung«). Der angestrebte Wechsel von Perspektiven, von Wahrnehmungen, von Empfindungen, von körperlichen Reaktionen etc. ist in den unterschiedlichen Methoden verankert: im Psychodrama und in der Aktionssoziometrie z. B. durch den Rollenwechsel oder durch das Einnehmen von Außenperspektiven, in der systemischen Strukturaufstellung und der Aktionssoziometrie durch die Veränderung von Plätzen, in der Skulpturarbeit durch die Veränderungen von Körperhaltungen und Gesten und durch Innen- und Außenperspektiven – um nur einige Beispiele zu nennen.

Die meisten Aktionsmethoden haben Phasen der Metareflexion eingefügt, in denen die transverbale und die averbale Sprache in die gewohnten verbalen Sprachformen übersetzt werden. Dafür werden z. T. eigene methodische Schritte benutzt, wie z. B. im Psychodrama die Prozessanalyse, im Territorigramm die Betrachtung der eingesetzten Platzhalter (»Liliputs« genannte Standfotos) oder in der systemischen Fotoinszenierung die Auswertung der fotografierten Zwischenergebnisse im Inszenierungs- und Reinszenierungsprozess. Letztlich hat jede Nachbesprechung einer aktionsmethodischen Sequenz neben der Metareflexion auch diese Übersetzungsfunktion. Beim Einsatz von Aktionsmethoden im Rahmen von längeren Veränderungsprozessen (z. B. einer Organisation) dient die Nachbesprechung zudem dem Transfer der Erkenntnisse und Erfahrungen in den konkreten Alltag.

Der Wechsel zwischen den verschiedenen Sprachen hat den Charme, unterschiedliche Optionen der Erkenntnis bereitzuhalten. Sprachen haben unterschiedliche Stärken und Ressourcen. Ernst von Glasersfeld hat das für den Gebrauch der verbalen Sprachen in seinem eigenen inneren Dialog erläutert: Die englische nutze er für »kreative Prozesse«, die deutsche für die »Genauigkeit« und die italienische Sprache für »Liebesdinge« (persönliche Mitteilung).

1.3 Aktionsmethoden im Kontext systemischen Denkens und Handelns

Aktionsmethoden haben in der Entwicklung systemischer Denk- und Handlungsmodelle viele Jahre lang eine eher bescheidene Rolle gespielt. Das verwundert im Rückblick, da zwischen psychodramatischen und systemischen Denk- und Handlungsmodellen eine große Ähnlichkeit besteht. Viele der wichtigen Aspekte systemischer Haltungen sind in der psychodramatischen Arbeit durchaus angelegt, wie z. B. die Ressourcenorientierung, der Blick auf Beziehungen und Kontext, die Aufmerksamkeit für Wechselwirkungen und zirkuläre Kausalitäten, die Arbeit mit sozialen Dynamiken, die konstruktivistischen Annahmen über menschliche Erkenntnis. Die Entwicklung von Lösungen im Psychodrama stellt nicht die Defizite von Menschen in den Vordergrund, sondern geht von den umfassenden Möglichkeiten der Entwicklung aus. Menschliches Leben wird verstanden als ein fortlaufender und immer wieder neu beginnender Prozess der Selbstbeschreibung und als ein Prozess der kreativen Interaktionen mit sich und den anderen (vgl. Krüger 1997, S. 223 ff.) sowie des Aushandelns von Wirklichkeiten. Der gesamte Ansatz war auf die vielen Facetten menschlicher Interaktionen gerichtet, und dafür sind differenzierte Aktionsmethoden entwickelt worden.

Die Nähe zu systemischen Ansätzen war und ist groß, trotzdem gab es eher wenige Verbindungen zwischen den Ansätzen. Wahrscheinlich erschien das psychodramatische Methodeninventar in der systemischen Szene zu komplex, und die emotionalen Wirkungen standen zu stark im Vordergrund. Das fast schlanke, sprachlich elegante, lösungsorientierte und rasch Wirkungen erzeugende systemische Methodenset schien ausreichend, faszinierend und umwälzend. So war der Fokus eher dorthin gerichtet.

Dies änderte sich einschneidend, als dem Familienstellen von Bert Hellinger das Label »systemische Psychotherapie« zugeordnet wurde

(G. Weber 1993). Die daraus resultierenden Irritationen waren auch durch die Unterscheidung »phänomenologisch« (Aufstellung) und »konstruktivistisch« letztlich nicht zu beheben. Erst die theoretischen und methodischen Weiterentwicklungen haben dann tragfähige Unterscheidungen erarbeiten lassen: I. Sparrer und M. Varga von Kibéd haben ihre *Systemischen Strukturaufstellungen* explizit u. a. aus einer systemischen, lösungsorientierten Grundhaltung entwickelt. G. Weber u. a. haben ebenfalls die Schnittmengen von Aufstellungsarbeit und systemischen Ansätzen deutlicher herausgearbeitet (vgl. G. Weber, Schmidt u. Simon 2005). Die Entwicklung von B. Hellinger weist demgegenüber offenbar in eine andere Richtung.

Der Wirbel um die Aufstellungsarbeit hat die Aktionsmethoden insgesamt stärker in den Blick gerückt, zumal sich viele berufen fühlten, aufstellend tätig zu werden. Dabei ergaben sich oft bunte Mischungen unterschiedlicher Methoden, und alles, was nach irgendwelchen Regeln in den Raum gestellt wurde, war eben eine Aufstellung. In diesem Buch sollen die unterschiedlichen Pointen der Methoden aufgezeigt werden, und es sollen auch die unterschiedlichen Einsatzmöglichkeiten deutlich gemacht werden.

Die Arbeit mit Aufstellungen in ihrer klassischen Form hat in der praktischen Umsetzung Grenzen, z. B. in der Arbeit mit den Originalsystemen selbst. Bestimmte systemische Strukturaufstellungen öffnen hier neue Möglichkeiten. Trotzdem rückten Alternativen in den Blick, die ebendie Arbeit mit den Originalsystemen ermöglichen. Diese Alternativen waren in dem Fundus von Psychodrama und besonders von Soziometrie und ihren Weiterentwicklungen zu finden.

Umgekehrt findet schon seit etwa Ende der 80er Jahre in der psychodramatischen »Szene« die Diskussion über die Verbindungen zu systemischen Ansätzen statt. Einerseits wurden Fragen nach einem systemisch-familientherapeutischen Blick auf das Psychodrama aufgeworfen (Lauterbach 1995). Andererseits wurden die Auswirkungen systemisch-lösungsorientierter Ausrichtungen für die konkrete psychodramatische Arbeit diskutiert (z. B. Buer et al. 1995). Auch mit den Möglichkeiten der methodischen Verbindungen zwischen Aufstellungsarbeit und Psychodrama wurde experimentiert (z. B. Lauterbach u. Pfäfflin 1998). Williams hat am deutlichsten den Einsatz von soziometrischen Aktionsmethoden auf eine systemisch-lösungsorientierte Grundlage gestellt (1991, 1994).

Die Impulse, die Aktionsmethoden aus einer systemischen Haltung heraus gewinnen, berühren mehrere Ebenen und helfen, das psychodramatische und soziometrische Profil zu schärfen, z. B.:

- die theoretische Konzeptbildung, insbesondere die erkenntnistheoretischen konstruktivistischen Modelle und die Theorien über die Dynamik lebender Systeme, auf die sich Aktionsmethoden jetzt beziehen können
- die Selbstorganisationstheorien und das Wissen über Selbstorganisationsdynamiken
- die systematisierte Sensibilität für Kontexte und beobachterabhängige Bedeutungsgebungen
- die daraus resultierende konsequente Schaffung eines Kontextes für die gemeinsame Arbeit durch Zielkonkretisierung und Arbeitskontrakt
- die Beachtung von Wechselwirkungen und Vernetzungen
- die Orientierung an Lösungen und Ressourcen
- die hohe Flüssigkeit von Perspektivwechseln und die konsequente Einbeziehung von Metaperspektiven
- die Unterscheidung zwischen der Beschreibung und dem Beschriebenen, zwischen Landkarte und Landschaft und die Beobachterabhängigkeit von Beschreibungen
- der Umgang mit Ambivalenz: Es sind Konzepte für den aktionsmethodischen Umgang mit Ambivalenz entwickelt worden (z. B. Tetralemma), was in der soziometrischen Tradition bislang nur begrenzt vorangetrieben worden war (z. B. von Hale, vgl. Carlson-Sabelli, Sabelli a. Hale 1994).

Aktionsmethoden könnten z. T. auch als »systemisches, zirkuläres Fragen in Aktion« verstanden werden. Lange bevor diese Sprachform vorgestellt wurde, ist sie in den Aktionsmethoden gelebt worden (Lauterbach 2003):

- »Angenommen, ich fragte Ihren Vater …« war im Psychodrama durch die Befragung des Protagonisten in der Rolle des Vaters (Rollenwechsel) ein wichtiger methodischer Zwischenschritt zur Einführung von Außenperspektiven.
- »Angenommen, Sie entwickeln eine gute Lösung …« wurde als Surplus Reality oder als Probehandeln in Zukunftsszenarien in Aktion gesetzt.

- Die Erzeugung von Unterschieden durch Fragen nach Rangfolgen findet sich in der Soziometrie als räumliche Darstellung von Rangfolgen, von Anziehung und Abstoßung etc.

Die Entwicklung der Aktionsmethoden war somit in den letzten Jahrzehnten stark von ihrer Auseinandersetzung mit systemischen Haltungen und deren Denk- und Handlungsmodellen geprägt. Sie haben sich als Methoden qualifiziert, die in den systemisch ausgerichteten Arbeitskontexten eine Bereicherung des Methodenkanons darstellen. Auch die teilweise schon »betagten« Aktionsmethoden haben durch ihren Einsatz im Kontext systemischer Denk- und Handlungsmodelle neue Impulse erhalten.

Eine erste Übersicht der Aktionsmethoden skizziert grob die methodischen Überschneidungen (nicht die Überschneidungen der Wurzeln, die sehr viel breiter wären). Sie sind zwischen Aufstellungsmethoden und den anderen Zugängen am geringsten. Das pädagogische Rollenspiel ist eine Entwicklung aus der psychodramatischen Methodik und beschränkt sich auf die einübenden und trainierenden Aspekte von Rollenspielen. Es wird hier nicht weiter gesondert beschrieben werden.

1.4 Nomenklatur

Die unterschiedlichen aktionsmethodischen Schulen haben jeweils eine eigene Sprache entwickelt. An diese Sprache werde ich mich in den jeweiligen Abschnitten halten. Hier eine kurze Übersicht dazu.

Da bei den meisten Aktionsmethoden mehrere Menschen in unterschiedlichen Funktionen aktiv sind, brauchen sie unterscheidende Bezeichnungen. In Psychodrama und Soziometrie heißen diejenigen, die ihr Thema »auf die Bühne« bringen, Protagonisten. Diese Bezeichnung ist von Moreno der griechischen Tragödie entnommen worden. Dort ist der Protagonist der Darsteller der ersten Hauptrolle (vor Deuteragonist und Tritagonist). Die Mitspieler, die in einer Inszenierung Rollen oder in der Skulpturarbeit und Soziometrie Positionen übernehmen, heißen Stellvertreter oder im psychodramatischen Sprachgebrauch Hilfs-Ich. Letztere Bezeichnung verweist darauf, dass der psychodramatische Protagonist seine inneren Anteile, seine inneren Bilder in Szene setzt und dass diese Anteile von dem verfügbaren Personal übernommen werden. Hilfs-Ichs sind z. B. andere bedeutsame Beziehungspartner, es können aber auch abstrakte Themen (»innere Stärke«, Ressourcen ...) oder bedeutsame Gegenstände (Schreibtisch, Bett, Esstisch ...) sein (vgl. dazu v. Ameln et al. 2004, S. 20 ff. und in diesem Buch die Ausführungen zu psychodramatischen Vignetten in Kap. 5).

In der systemischen Strukturaufstellung werden die Aufstellenden Klienten genannt, häufig auch »Fokus«. Letzterer Begriff weist darauf hin, dass Menschen die Aufstellung mit dem Fokus ihrer Fragestellung vornehmen und dass dieser Fokus ihrer Gesamtpersönlichkeit im Vordergrund steht. Die für andere Menschen oder Themen aufgestellten Personen werden »Repräsentanten« genannt. Dieser Titel verweist auf das Konzept der repräsentierenden Wahrnehmung: Die Wahrnehmung der in einem simulierten System aufgestellten Menschen repräsentiert die Wahrnehmungen dieses Systems, und mittels dieser Wahrnehmungen wird der Prozess der Lösungsfindung entwickelt (s. u. und ausführlich dazu Sparrer 2001, 2006).

In dem vorliegenden Text werden vorwiegend die Bezeichnungen »Klient« und »Berater« genutzt. Sie sind deshalb gewählt worden, weil einerseits für die vorgestellten Methoden die genannten unterschiedlichen Begriffe genutzt werden. Andererseits können die Methoden für sehr unterschiedliche Arbeitsfelder eingesetzt werden, die jeweils verschiedene Bezeichnungen für die Handelnden haben (Coach, Therapeut, Supervisor, Berater, Patient, Klient, Supervisand, Coachee, Kunde ...). Ansonsten werden die Begriffe für die Akteure entsprechend den jeweiligen Gepflogenheiten der Methode benutzt.

1.5 Grundsätzliches Vorgehen bei den Aktionsmethoden

Bei dem Einsatz von Aktionsmethoden kann empfohlen werden, sich an dem folgenden Prozessmuster zu orientieren.

Die Klärung des Ziels und des angestrebten Ergebnisses und die Kontraktierung einer Arbeitsbeziehung stehen am Beginn des Arbeitsprozesses. Es folgen die Auswahl der passenden Aktionsmethode, die fachgerechte Durchführung und die Schritte zum ritualisierten Abschluss und gegebenenfalls zum Transfer.

Fragen, die im Vorfeld einer Aktionsmethode zur Klärung eingesetzt werden, sind also beispielsweise folgende:

- Welches ist Ihr Thema, welches ist Ihre Frage?
- Was wird ein gutes Ergebnis des jetzt folgenden Arbeitsschritts sein? Welches Ziel verfolgen Sie damit?
- Angenommen, das Ergebnis ist hilfreich/nützlich/bringt Sie auf neue Ideen/bringt sie der Lösung ein wenig näher ... woran werden Sie das heute Abend merken? Was wird konkret anders sein? Wer merkt das noch, woran?
- Wer wird noch merken, dass Sie einer guten Lösung näherkommen?
- Was soll nicht passieren?

Der Zusammenfassung des Ziels folgen die Auswahl der Methode und die Anleitung der ersten Schritte:

- »Ich habe verstanden, dass für Sie das Ziel dieses Arbeitsschrittes ... ist und dass ein gutes Ergebnis auf dem Weg dorthin ... ist«
- »Ich möchte Ihnen vorschlagen mit *Methode XY* zu arbeiten. Ist das für Sie in Ordnung?«
- »Ich werde Sie durch folgende Arbeitsschritte begleiten ...«
- »Wir starten damit, dass Sie ...«

Der Einsatz der Aktionsmethode folgt einer Indikationsstellung, die durch folgende Fragen erkundet werden kann:

- Wozu setze ich diese Aktionsmethode im Rahmen des Arbeitsvertrags ein, welches Ziel meine ich damit erreichen zu können?
- Was möchte ich gerade mit dieser Methode dem Klienten anbieten und ermöglichen?
- Was kann diese Methode besonders wirksam (im Unterschied zu anderen Vorgehensweisen)?

Insbesondere in der Arbeit mit Menschen, die keine oder wenig Erfahrungen mit der eingesetzten Aktionsmethode haben, ist es wichtig, die notwendige Prozesssicherheit zu erzeugen. Das meint, dass alle Beteiligten über die einzelnen Schritte der Aktionsmethode zumindest eine Übersicht haben müssen. Zudem sind Klarheit und Sicherheit in der

Arbeitsbeziehung zwischen Klienten und Leiter entscheidend. Aktionsmethoden fordern die Klienten besonders heraus, weil sie deutlich schwerer steuerbar erscheinen als eine Eins-zu-eins-Gesprächssituation, in der vieles doch feiner dosierbar ist. Dieser Befürchtung von »Kontrollverlust« kann durch eine hohe Transparenz der Methoden und des Prozesses, durch eine klare Präsenz des Leiters und durch die Eindeutigkeit seiner Kommunikation begegnet werden.

Die Dauer der jeweiligen aktionsmethodischen Interventionen ist unterschiedlich. Da die Aktionsmethoden häufig stehende oder unbequeme Körperhaltungen erfordern, begrenzt sich die Dauer durch das physisch Zumutbare. Es ist also darauf zu achten, dass ein Zeitrahmen von 45 bis 60 Minuten i. d. R. eingehalten wird.

Der Abschluss von Aktionsmethoden wird vom Leiter klar definiert, damit auch ein eindeutiger Übergang ermöglicht wird. »Ich beende das hier«, »Damit will ich das jetzt abschließen« sind mögliche Formulierungen.

Im Anschluss an den Einsatz der Aktionsmethode sind drei Schritte wichtig:

1. »Entrollen«

Die Mitspieler (Stellvertreter, Repräsentanten ...) brauchen für sich einen Abschluss ihrer Tätigkeit. Sie haben ihre Wahrnehmungen, Empfindungen und Ideen einem anderen System verfügbar gemacht. Dabei haben bestimmte Aspekte des abgelaufenen Geschehens bei ihnen unterschiedlich deutliche Spuren hinterlassen. Möglicherweise sind in ihnen eigene Themen angeklungen und haben sich vermischt. Sie benötigen also einen Ausstieg aus den Rollen oder eine bewusste Entfernung von den repräsentierenden Empfindungen eines Platzes in einem System. Der Schauspieler legt am Ende eines Theaterstücks durch das Abschminken und Umkleiden seine Rolle ab (was manchen ja auch nur begrenzt zu gelingen scheint). In den Aktionsmethoden ist es das bewusste Verlassen eines Platzes, das Verlassen einer Bühne als ritualisierter Übergang z. B. mit ausschüttelnden Bewegungen und einem Abklopfen des eigenen Körpers.

Manchmal ist es zusätzlich wichtig, das Entrollen zu verstärken. Aus dem Psychodrama ist das Ritual des »Abstreifens« einer Rolle bekannt – man streift die Rolle ab, wie man ein imaginäres Kleidungsstück abstreifen würde. Dieses Ritual hat einen klaren Ablauf: Der Protagonist streift dem Stellvertreter mit beiden Händen deutlich spürbar die Rolle von oben nach unten ab und sagt dabei: »Du bist nicht mehr …« Er stellt sich dann vor den entrollten Stellvertreter, blickt ihm in die Augen und spricht ihn mit seinem Namen an: »Du bist …«

Dieses Ritual der Entrollung ist oft auch in der Arbeit mit Strukturaufstellungen hilfreich, selbst wenn hier von den Mitspielern nur Plätze zur repräsentierenden Wahrnehmung eingenommen und keine Rollen gespielt werden. Trotzdem zeigt sich oft eine sehr starke emotionale, kognitive und körperliche Fokussierung auf die repräsentierenden Erlebnisse auf dem zugewiesenen Platz. Es bewährt sich dann ebenfalls das Ritual des »Abstreifens«.

2. Herstellung von Balance

Der Protagonist hat durch die Aktionsmethode, in der alle auf ihn konzentriert waren, viel von sich und seinen Lebenszusammenhängen offenbart. Es besteht dann bezüglich des Ausmaßes an Offenheit ein Ungleichgewicht in der Gruppe. Dieses Ungleichgewicht balanciert sich z. B. dadurch wieder aus, dass andere Gruppenmitglieder ebenfalls eigene Themen präsentieren und bearbeiten. Ist das nicht vorgesehen, ist ein Schritt zum Ausgleich oft hilfreich beim Versuch, auch Schamgefühle beim Protagonisten zu vermeiden und die Beziehungsebene der Gruppenmitglieder wiederherzustellen.

In der psychodramatischen Methodik ist dafür die Phase des »Sharing« – des Teilens und Mitteilens – eingerichtet. Das Sharing wird eingeleitet durch die Frage: »Was von dem, was ihr jetzt erlebt habt, hat welche Themen aus eurem eigenen Leben anklingen lassen?«

Hier geht es um den Ausgleich durch eine angemessene Öffnung der Beteiligten. Sharing kann bei allen Aktionsmethoden ein guter Zwischenschritt im Verlauf des Arbeitsprozesses einer Gruppe sein, wenn persönliche Themen bearbeitet werden.

3. Nachbesprechung

Es gibt in den aktionsmethodischen »Szenen« sehr unterschiedliche Meinungen dazu, ob eine aktionsmethodische Intervention im Anschluss nachbesprochen werden soll oder nicht.

Einerseits wird argumentiert, dass durch eine rational geprägte Nachbesprechung viel von der emotionalen Kraft und der Unmittelbarkeit der Aktionsmethode und von der entstandenen Evidenz der Ergebnisse verlorengehen könnte. Die entstandene Sammlung, die emotionale Klarheit in Bezug auf Lösungen könnte gestört werden.

Andererseits wird eher in den Vordergrund gestellt, dass durch eine anschließende Nachbesprechung Schätze aus der aktionsmethodischen Phase »gehoben« werden: Es können dem Protagonisten noch zusätzliche Erlebnisse aus den Rollen (Rollen-Feedback) oder von den Plätzen zur Verfügung gestellt werden. Auch aus der »Außenperspektive« der nicht direkt in den Aktionsprozess involvierten Gruppenmitglieder werden nützliche Anregungen erwartet. Auch die Reflexion des Prozesses der Aktionsarbeit kann hilfreiche Erkenntnisse zeitigen. Zudem ist der Transfer der erarbeiteten Ergebnisse in die konkrete Umsetzung in den Alltag durch eine Nachbesprechung zu leisten.

Eine generell geltende Richtung ist kaum anzugeben. Meist muss dazu eher situativ eine Entscheidung getroffen werden. Dazu könnte als Richtschnur formuliert werden: Je dichter die Thematik an den zentralen biografischen Themen des Protagonisten war (also an den Fragen entlang: woher, wohin, wozu und wie?), umso eher wäre eine zeitnahe Nachbesprechung zu vermeiden. Eine Lösung kann hier sein, die Besprechung auf spätere Sitzungen zu verschieben. Je eher das Thema in den Bereich des Arbeitslebens gehört (z. B. bei Organisationsaufstellungen, soziometrischer Teamarbeit), umso eher wären Nachbesprechungen für den Transfer zu empfehlen. Das gilt insbesondere dann, wenn es um Fragen eines Teams oder einer Organisation im Rahmen eines übergeordneten Entwicklungsprozesses geht, bei dem eine Aktionsmethode als methodischer Zwischenschritt eingebaut wurde. Hier empfiehlt es sich oft sogar, konkrete Vereinbarungen über den Transfer in den weiteren Prozess anzustreben.

1.6 Die verschiedenen Aktionsmethoden: Eine erste Übersicht

Eine der wichtigsten Urzellen der Aktionsmethoden ist das Psychodrama, das von J. L. Moreno entwickelt wurde. Es bedient sich der Möglichkeiten des Theaters, der Bühnenarbeit, insbesondere des Spontantheaters (s. auch die Ausführungen in Kap. 5 über psychodramatische Vignetten). In dieser Form des nichtprofessionellen Theaters spielen Menschen Situationen ihres Lebens nach und bedienen sich anderer Menschen als Rollenspieler. Außer zur szenischen Illustration mit ihren dramaturgischen Möglichkeiten konnte das Spontantheater mehreren Zielen dienen:

- Es konnte ein biografisches Verständnis für aktuelle Fragestellungen erzeugt werden.
- Es konnte der Effekt genutzt werden, dass das zweite Durchleben einer leidvollen Situation in der Inszenierung zu einer emotionalen Erleichterung führte (das zweite Mal heilt vom der Erfahrung des ersten Mals).
- Es konnten Lösungen als ein Mehr im Verhältnis zur Realität (Surplus Reality) über das Probehandeln auf der Buhne eingeführt werden.

Die szenische Gestaltung lebt von den Rollen, die für die Inszenierung übernommen und gespielt werden, und von den dramaturgischen Elementen (Bühnenaufbau, Licht, Geräuschen etc.). Diese Wurzel prägt viele aktionsmethodische Zugänge (Psychodrama, Skulpturarbeit, Soziometrie) und unterscheidet sie von solchen Ansätzen, die sich auf die Wahrnehmung von Plätzen beschränken (z. B. die systemische Strukturaufstellung). Deswegen hier ein Exkurs zu dem Rollenverständnis.

1.6.1 Rollen als Beschreibungen

»Und manchmal rollte er seine Ideen zu kleinen Papierkügelchen, so dass er damit auf Leute werfen konnte.«

Bateson 1981, S. 60

Rollen wurden bekanntlich für das Theater erfunden. Mit »Rolle« wurde im Mittelalter ein zusammengerolltes Schriftstück bezeichnet (aus lat. *rotula* und spätlat. *rotulus* = »Rädchen«).

> »Die Rolle des Schauspielers geht auf den im 16. Jh. aufgekommenen Brauch zurück, den eigenen Anteil am Spiel auf Rollen zu schreiben, von denen bei den Proben nur die gerade benötigte Stelle sichtbar, der Rest aufgerollt ist« (Kluge 1989).

Im Theater hat sich dieser Brauch in ausgefeilten Rollenbeschreibungen und Sprechtexten (wie im klassischen Drama) oder auch in Rollenschemata mit Masken, Charakterbeschreibungen, Bewegungs- und Sprachmustern etc. (wie bei der Commedia dell'Arte) fortgesetzt. Theaterstücke sind von Autoren erfundene Interaktionen von Rollen, die für die Botschaft des Stückes benötigt werden. Stanislawski hat sich mit dem Prozess des schauspielerischen Rollenspiels auf besonders markante Weise befasst. Er verstand den Text der Rolle als Gerippe, das durch die Handlungen der Schauspieler, durch ihre persönliche Biografie und durch die im Spiel der Rolle entstehenden Gefühle zum Leben erweckt wurde. »Eine Rolle spielen, das bedeutet auf der Bühne das Leben des menschlichen Geistes wiedergeben« (Stanislawski 1984, S. 289). »Meine Methode beruht darauf, die inneren und äußeren Vorgänge miteinander zu verbinden und das Gefühl für die Rolle durch das physische Leben des menschlichen Körpers hervorzurufen« (Stanislawski 1958, S. 37). Der Prozess des »Aufsaugens und Fixierens der emotionalen Erlebnisse« (ebd., S. 76) geschieht durch das körperliche Leben in einer Theaterfigur.

Im Psychodrama werden die Rollen i. d. R. durch persönliche Erzählung eines Protagonisten vorgegeben und von den Mitspielern inszeniert. »Psychodramatische Rollen sind Rollen anderer Menschen oder ›Wesen‹, die eine Person neben ihren sozialen Rollen in einer psychodramatischen Situation übernimmt, verkörpert und ausgestaltet und an Gruppenmitglieder überträgt [...]. Die Rollenübernahme ist in ganz besonderer Weise leibhaftig real« (Seeger 1999, S. 247).

Bei einer systemischen Betrachtung sind Rollen als ein Prozess zu verstehen, der sich in Beziehungen darstellt. Rollen in Beziehungen »verweisen auf etwas, das künstlich aus den Interaktionsabläufen herausgeschnitten wird« (Bateson 1981, S. 393). Rollen sind somit keine Bezeichnung eines Menschen, sondern die Beschreibung von Beziehungen. Sie sind nicht den einzelnen Menschen zuzuordnen wie ihre Augen, Mund und Nase, sondern sie sind Formen der wechselseitigen Kommunikation, Beziehungen existieren nicht innerhalb einer Person. Die »Rolle« genannte Kommunikationssequenz bedingt zwingend ein Gegenüber, und sie bedingt einen Beobachter, der die entsprechende Rollenbeschreibung leistet.

> »Its focus is on the functioning form of human behaviour as it emerges in response to other people or objects in specific times and places. It is systemic in its nature taking into account individuals and their relationships« (Clayton 1994, p. 123).

Es ist also Bateson zu folgen, der schrieb:

> »Alle charakterologischen Adjektive müssen so reduziert oder erweitert werden, dass sie ihre Definitionen von Mustern des Austauschs

> herleiten, d. h. von Kombinationen doppelter Beschreibungen. Wie das binokulare Sehen die Möglichkeit einer neuen Informationsart (über Tiefe) eröffnet, so vermittelt das (bewusste oder unbewusste) Verstehen des Verhaltens über Beziehungen einen neuen logischen Typ des Lernens« (1987, S. 166).

Aus den Perspektiven erlebter Rollen fügen sich die Landkarten zusammen, die sich Menschen von ihrer Welt erzeugen.

Eines der Risiken der praktischen Umsetzung eines Rollenkonzepts dürfte also in der willkürlichen Fragmentierung von rekursiven Interaktionsprozessen liegen. Das Verständnis von Rollenerwartung, Rollenbeschreibung und Rollenspiel als miteinander verknüpfter Teile eines rekursiv gestalteten Beziehungsprozesses ist der Kern des Einsatzes dieses Begriffs in der systemischen Therapie. Das Verständnis der Rollen über Beziehungen eröffnet das binokulare, stereoskope Sehen und Erkennen. In professionellen Gesprächen, die auf Veränderungen abzielen, sind die beim Klienten vorhandenen Rollenkonzepte und Rollenbeschreibungen deshalb zu »verflüssigen«, d. h., sie sind wieder in die Beschreibungsprozesse, die Beziehungsabfolgen und in den dazugehörenden Kontext einzufügen. Die Angewohnheit, bestimmte Verhaltenssequenzen als »Rollen« zu bezeichnen, ist aus dem Theater in andere Lebensbereiche übernommen worden, so dass der Rollenbegriff selbst als Metapher zu verstehen ist.

Morenos Modelle kommen einer systemischen Beschreibung an einzelnen Punkten sehr nah. Rollen sind in seinem Verständnis einerseits »eine letzte Kristallisation aller Situationen in einem bestimmten Handlungsbereich, die das Individuum durchlebt hat« (Moreno 1962, zit. bei Buer 1991b, S. 265). Andererseits wird Identität nicht verstanden als Übernahme vorgegebener Rollenmuster, sondern als Neukombination und Neugestaltung von Rollen.

> »Die gemeinsame Veränderung dieser veräußerlichten Rollen im Spiel, die Befreiung und Neugestaltung von Rollenkonserven des Ich in der Katharsis kann dann eine erneuerte Integration des Selbst bewirken. Das Arrangement dazu ist das Psychodrama« (ebd. S. 266).

Wenn Rollen und Rollenbeschreibungen als Teil von Ordnungsbildungen verstanden werden, dann gehen Veränderungen des Rollenverhaltens einher mit einer – zumindest partiellen – Auflösung der gewohnten Ordnung. Die möglichen Veränderungsmodi bestehen in der Veränderung der Rollenausübung, dem Aufgeben alter Rollen, dem Emergieren neuer Rollen, aber in der neuen Bewertung von Rollen oder in der Veränderung des Kontextes. In der konkreten Praxis werden solche Veränderungsprozesse im Psychodrama z. B. durch das Spielen der Rollen mit der entsprechenden körperlich-sinnlichen Wahrnehmung und durch den weiteren Methodenkanon (Rollenwechsel, Rollenerweiterung, Spiegeln, Doppeln ...) angestoßen. Das Erleben in der Verkörperung der anderen Rolle, das Schauen durch die Augen des anderen im Rollenwechsel, das Einnehmen einer Außenperspektive beim Spiegeln, die Äußerungen des Doppelgängers etc. haben Auswirkungen auf das Erleben und Beschreiben der eigenen Rollen.

Der Blick auf die Rollenthematik (ohne hier die soziologische Rollentheorie aufrollen zu wollen) soll zeigen, aus welchen Traditionen sich die Aktionsmethoden nähren, die aus den morenoschen Ansätzen entwickelt sind. Diese Art von Rollenverständnis unterscheidet auch methodisch die Aufgaben eines Stellvertreters im Psychodrama von denen des Repräsentanten in der Aufstellungsarbeit.

1.6.2 Psychodrama, Skulptur, Soziometrie

Weiterentwicklungen in der Tradition des Psychodramas sind die Familienrekonstruktionen (Virginia Satir) als reinszenierte Familiensituationen. Die Skulpturarbeit ist Teil psychodramatischer Inszenierungen und wurde von Satir für die Arbeit mit Familiensystemen weiterentwickelt. Bei Satir sind die Mitglieder des Originalsystems Teile der Skulptur. Durch Haltungen und Gesten wurden die emotionalen Beziehungsaspekte der Familie herausgearbeitet. Dabei wurden Hilfsmittel hinzugenommen wie z. B. die berühmten Virginia-Steps, die Höhenunterschiede zwischen den Familienmitgliedern erzeugen ließen und damit den Interaktionen besondere Pointierungen gaben (vgl. auch Schweitzer u. Weber 1982; und zur Skulpturarbeit in diesem Buch Kap. 6).

Moreno entwickelte neben dem Psychodrama die Soziometrie (zusammen mit der Gruppenpsychotherapie verstand er diese Methoden als zusammengehörende Trias).

Die Soziometrie erkundet die Beziehungsstrukturen von sozialen Systemen. Sie wurde von Moreno als diagnostisches Instrument und gleichzeitig als Methode zur Umgestaltung sozialer Systeme verstanden. Teilnehmer der Soziometrie waren bei Moreno die Mitglieder des betreffenden sozialen Systems selbst.

Die Positionen in Bezug auf ein Thema werden durch Plätze, Nähe und Abstand, Zu- und Abwendungen, Körperhaltungen, Körperbewegungen und Gesten dargestellt, gelegentlich ergänzt durch Sätze. Aus dem Erleben der selbstgewählten Plätze werden dann Lösungsmöglichkeiten entwickelt, die durch Veränderungen der genannten Parameter (Platz, Nähe und Abstand ...) in dem soziometrischen Bild gezeigt werden. Sie werden dann auf ihre Wirkungen und Wechselwirkungen und auf ihre Passung für die zukünftigen Entwicklungen hin überprüft.

Die Soziometrie spielte lange Jahre neben dem Psychodrama eher eine untergeordnete Rolle. Sie wurde vorwiegend mit Papier und Stift vollzogen und verlor damit ihren Biss. Erst die aktionsmethodische Aufbereitung schloss wieder an die Arbeitsweise Morenos an. Die Renaissance soziometrischer Aktionsmethoden speiste sich auch aus dem Boom der Aufstellungsarbeit. Dies erklärt sich aus der Möglichkeit, problemlos (und ohne einen Bus voller Repräsentanten) mit Originalsystemen aktionsmethodisch arbeiten zu können.

Mittlerweile sind sehr unterschiedliche methodische Varianten entwickelt worden, die in einer Vielzahl von Arbeitsfeldern eingesetzt werden können. Sie werden hier in den Kapiteln 3, *Soziometrische Methoden,* und 4, *Aktionsmethoden mit geometrischen Grundfiguren,* dargestellt. Diese Unterscheidung ergibt sich daraus, dass sich viele ursprünglich soziometrisch – also auf Gruppenprozesse – angelegte Methoden so weiterentwickelt haben, dass sie individuelle Lebensthemen gut bearbeiten lassen und dort teilweise den Schwerpunkt ihres Einsatzes gefunden haben (z. B. der »Lebenszyklus« oder der »Ambivalenzdiamant«). Die Methoden behalten dabei natürlich ihre soziometrischen und gruppenbezogenen Möglichkeiten, werden hier aber auch aus systematischen Gründen gesondert behandelt.

Äußerlich hat die Aktionssoziometrie die größten Ähnlichkeiten mit der Aufstellungsarbeit, wie sie von T. Schönfelder, A. S. Hellinger, G. Weber u. a. entwickelt wurden und auch mit den Weiterentwicklungen der *Systemischen Strukturaufstellungen* (I. Sparrer und M. Varga von Kibéd): Menschen stehen in einem Raum herum.

Die Soziometrie arbeitet mit den Menschen des Originalsystems. Die eigenen Wahrnehmungen, Empfindungen und Ideen der Mitglieder im Kontext ihres Systems stehen im Vordergrund. Durch Veränderung von Plätzen und durch Methoden, die z. T. dem Psychodrama entnommen sind (Rollenwechsel, Rollenerweiterung, Spiegeln,

Doppelgänger), werden über Veränderungen der Perspektiven und Veränderungen der Beziehungsstrukturen und Beziehungsdynamiken Lösungsoptionen erarbeitet.

Wenn nicht mit dem Originalsystem soziometrisch gearbeitet wird, werden andere Menschen oder Bodenanker (s. Kap. 10) eingesetzt. Die Menschen werden in der Tradition des Psychodramas Stellvertreter oder Hilfs-Ich genannt. Sie erhalten eine Einführung in ihre Position (Platz, Haltung, Gestik etc.). Sie werden in einer nichtritualisierten Form an den Platz geführt, oft werden ihnen der Platz, die Gestik und die Körperhaltung vom Protagonisten (im Rollenwechsel) vorgespielt (ausführlich dazu s. u.).

1.6.3 Arbeit mit Aufstellungen

Die Aufstellungsarbeit bedient sich grundsätzlich Dritter, die nicht Teil des dargestellten Systems sind. Dies ist Voraussetzung für die innere Freiheit der Repräsentanten, die sie für die repräsentierende Wahrnehmung benötigen. Die repräsentierende Wahrnehmung ist wiederum das Schlüsselkonzept der systemischen Strukturaufstellung.

Im Unterschied zu allen anderen Aktionsmethoden und auch im Unterschied zu den soziometrischen Methoden ist die Sparsamkeit der Vorinformation, die die Repräsentanten erhalten, methodisch sinnvoll. Die repräsentierenden Wahrnehmungsmöglichkeiten werden mit wenig Wissen über das repräsentierte System eher besser.

> »Die repräsentierende Wahrnehmung bezieht sich auf den Gruppenkörper der RepräsentantInnen als Wahrnehmungsorgan, gestellt aus der Perspektive der KlientIn. Die repräsentierende Wahrnehmung besteht aus den repräsentierten Empfindungen der RepräsentantInnen und der Form der Darstellung durch die KlientIn« (Sparrer 2006, S. 18).

Die systemischen Strukturaufstellungen werden als eine Sprache aufgefasst, die über die verbale und nonverbale Sprache der Einzelnen hinausgeht und eine Sprache hörbar macht, die nur von dem Gesamtsystem gesprochen wird. »Für diese Sprache haben wir den Begriff der transverbalen Sprache eingeführt« (ebd., S. 17).

Der Aspekt der Wahrnehmung steht bei den Methoden der Aufstellung im Vordergrund unter Verzicht auf szenische Aktion, Darstellen, Spielen oder handelndes Erproben als Methodeninventar der anderen Zugänge.

Im Rahmen der systemischen Strukturaufstellungen sind verschiedene Aufstellungsformate entwickelt worden (Problemaufstellung, Tetralemmaaufstellung usw.). Diese Formate können unter bestimmten Rahmenbedingungen auch in der Arbeit mit den Originalsystemen eingesetzt werden.

In den weiteren Abschnitten dieses Buches werden mit Ausnahme der Aufstellungsarbeit die genannten Aktionsmethoden ausführlich erläutert. Für die Darstellung der Aufstellungsarbeit wird auf die umfangreiche bereits vorliegende und auf die aktuelle Literatur verwiesen (z. B. Sparrer 2001, 2006; G. Weber, Schmidt u. Simon 2005). Die Ähnlichkeiten und Unterschiede zwischen den Methoden und die verschiedenen Möglichkeiten in der Praxis werden allerdings ausführlich aufgezeigt.

1.6.4 Einsatz von Aktionsmethoden und ihre Indikationen

Aktionsmethoden und Methoden der Aufstellungsarbeit können in vielen Kontexten und zu vielen Gelegenheiten eingesetzt werden, z. B.:

- in der Arbeit mit einzelnen Klienten im Eins-zu-eins-Setting
- in der Arbeit mit einzelnen Klienten in einem Gruppensetting
- in der Arbeit bestehender Gruppen und Teams
- in der Arbeit im Rahmen von Veränderungsprozessen in Teams und Organisationen
- in der Arbeit im Kontext von Kunst, Musik und Theater
- in der Arbeit mit Großgruppen.

Die Auswahl der Methode folgt zunächst der grundlegenden Entscheidung, ob Menschen verfügbar sind, die nicht zu dem Klientensystem gehören. Sind diese verfügbar, können alle Methoden einschließlich der Aufstellungsarbeit eingesetzt werden. Wenn nicht, sollte eher in das Methodeninventar von Aktionssoziometrie, geometrischen Aktionsmethoden und Skulpturarbeit gegriffen werden. Bei fundierter Erfahrung lässt sich mit einzelnen Arbeitsweisen der systemischen Strukturaufstellung auch mit den Systemmitgliedern selbst arbeiten.

Die weitaus häufigere Variante in der konkreten Praxis ist der Blick in die Schatzkiste der soziometrischen Aktionsmethoden, auch wenn die Arbeit dann – weil's schick ist – Aufstellung genannt wird. Mit dieser Benennung wird dann allerdings auch oft auf die Möglichkeiten der anderen Methoden verzichtet: Man lässt die Sparsamkeit bei der Einführung von Stellvertretern walten, die eigentlich methodisch dem Modell der repräsentierenden Wahrnehmung vorbehalten ist, ohne dass diese Form der Wahrnehmung dann kunstgerecht genutzt würde.

Sind weder Menschen eines Originalsystems noch Fremde verfügbar, können viele Aktionsmethoden mit Markierungen auf dem Boden durchgeführt werden. Die Arbeit mit sogenannten Bodenankern ist in fast allen Arbeitskontexten möglich und findet bei Klienten eine hohe Akzeptanz.

Bei der Darstellung der einzelnen Methoden werden weitere Hinweise auf besondere Indikationen für ihren Einsatz gegeben. Es sollte sich so für das eigene Arbeitsfeld ein Methodenset zusammenstellen lassen, das die Arbeitsmöglichkeiten erweitert. Besonders hingewiesen sei auf die genannte Möglichkeit der Arbeit mit Bodenankern – auch als »niederschwelligen« Einstieg in die Aktionsmethoden. Sie wird deswegen gesondert beschrieben.

2. Soziometrie in Aktion: Eine Einführung

2.1 Zur Geschichte der Soziometrie

Die Soziometrie war von Beginn an ein handlungs- und interaktionsorientierter Ansatz. Moreno entwickelte erste pragmatische Formen der späteren soziometrischen Arbeit in einem riesigen Flüchtlingslager bei Wien, in dem er als Arzt arbeitete. Das Lager war infolge der Ereignisse des Ersten Weltkriegs entstanden. Moreno versuchte, die erheblichen Probleme und Konflikte im Gemeinschaftsleben der bunt zusammengewürfelten Gruppen anzugehen. Er schlug vor, Gruppen nach Kriterien von Vorlieben und Zuneigungen gezielter zusammenzustellen. In den 30er Jahren setzte er seine Studien der Gruppenstrukturen und Gruppendynamiken in Amerika fort. Dort wurden dann in großen Umsiedlungsprogrammen und anderen Einsatzfeldern Gemeinschaften gezielt nach soziometrischen Kriterien aufgebaut.

Die soziometrischen Ansätze Morenos hatten eine globale Perspektive und zielten letztlich darauf ab, der gesamten Menschheit nach dem soziometrischen Handlungsmuster zu einer verbesserten Konfliktbewältigung und -prävention zu verhelfen. Sein Grundlagenwerk nannte er 1934 entsprechend *Who shall survive?* (deutsch 1974: *Grundlagen der Soziometrie. Wege zur Neuordnung der Gesellschaft*). Die Grundannahme des Modells ist, dass die Anziehung und die Abstoßung von Menschen in ihren Beziehungswahlen elementare Gruppenkräfte sind, für die er die Metapher der Gravitation benutzte.

Den Begriff der Soziometrie leitete Moreno aus lat. *socius*, Mitmensch, und spätlat. *metrum*, Maß, ab. Neben dem handlungsorientierten Ansatz mit der direkten Erprobung auf der Interaktionsebene entwickelte Moreno eine eigene Wissenschaft sozialer Beziehungen und sozialer Entwicklungsgesetze, für die er den Überbegriff Soziononomie wählte (s. dazu Pruckner 2004, S. 162 ff.; Schwehm 1994, S. 165 ff.).

Die Soziometrie ist eine Methodik, die die Darstellung der Beziehungen in einer Gruppe zum Ziel hat. Nicht sichtbare Dynamiken, die »Verkehrswege der sozialen Gefühle« (Moreno 1959, S. 32), wie Anziehung und Abstoßung, Nähe- und Abstandsregulationen, Netzwerke usw. werden sichtbar gemacht. Dadurch werden die Beziehungen deutlicher und bewusster wahrgenommen, was wiederum Entscheidungen bei Gruppenzusammensetzungen, Klärungsprozessen, Konfliktmoderationen u. Ä. unterstützt.

Methodisch kann die Soziometrie einerseits in Papierform, andererseits als Visualisierung im Raum durchgeführt werden. Im Folgenden geht es um die Methoden, die mit Darstellungen im Raum arbeiten.

2.2 Prinzipien der Soziometrie

Im Zentrum soziometrisch verstandener Welt steht die Wahl. »Wahlen sind grundlegende Faktoren in allen menschlichen Beziehungen. Wahlen betreffen Menschen und Gegenstände« (Moreno 1981, S. 447). Die Wahlen werden auf Grund bestimmter Kriterien getroffen, die bewusst oder unbewusst sind. Anziehung und Abstoßung sind neben Neutralität oder Gleich-Gültigkeit die wesentlichen Kräfte. »Die Angehörigen der Gesellschaft ziehen sich an oder stoßen sich ab. Von diesen allgemeinen Grundlagen gehen alle Formen der Gesellschaft aus, von der einfachsten bis zur kompliziertesten Struktur« (Moreno 1974, S. 77).

Den Wahlen zu Grunde liegt die Fähigkeit von Menschen, sich gegenseitig umfassend wahrzunehmen in ihren aktuellen Befindlichkeiten, ihrem Gewordensein, ihren Lebensumständen, ihrer Persönlichkeit etc. Dies nannte Moreno »Tele«. Die Gegenseitigkeit der Wahrnehmung führt über die Ein-Fühlung hinaus zu einer Begegnung (Zwei- oder Mehr-Fühlung), die wiederum Anziehung und Abstoßung wirksam werden lassen kann. Es ist das Transzendieren des »Ich« in Richtung »Du« mit dem Ergebnis eines liebevollen Miteinanders oder einer Gegnerschaft.

Nach Morenos Beobachtung werden bei zunehmenden Interaktionen zwischen Gruppenmitgliedern häufigere Gegenseitigkeiten der Wahlen möglich. Gegenseitigkeiten meint, dass Menschen sich gegenseitig gleichgerichtet entweder anziehen oder abstoßen. Das reduziert Spannungen, die z. B. dadurch entstehen, dass Menschen sich von denen als zurückgewiesen und abgestoßen erleben, zu denen sie sich hingezogen fühlen. Die Entwicklung von Gegenseitigkeit soll durch die soziometrischen Methoden unterstützt werden – über die Transparenz der Beziehungsstruktur und das Transzendieren des »Ich« zum »Du«.

Weitere Eckpfeiler der soziometrischen Konzepte sind die Kreativität und die Spontaneität. »Kreativität gehört in die Kategorie der Substanz – sie ist die Ursubstanz; Spontaneität gehört in die Kategorie der Katalysatoren – sie ist der Erzkatalysator. Das Schicksal einer Kultur wird von der Kreativität ihrer Träger bestimmt [...]. Spontaneität wirkt in der Gegenwart, jetzt und hier; sie treibt den Einzelnen zu angemessenen Reaktionen auf eine neue Situation oder zu neuen Reaktionen auf eine alte Situation« (Moreno 1974, S. 12 f.).

Tele, Wahlen auf der Basis von Anziehung und Abstoßung, Kreativität und Spontaneität bilden die hier grobskizzierte Grundlage soziometrischer Arbeit.

In der weiteren Entwicklung der Soziometrie sind mehrere Trends wichtig:

- Es gibt eine Bevorzugung der aktionsmethodischen Zugänge, für deren Darstellung hier der Raum genommen wird.
- Es sind zusätzliche Methoden sind entwickelt worden, die sich stärker auf Lebens- und Entscheidungsprozesse beziehen und die soziometrisch eingesetzt werden können. Sie werden hier als »Aktionsmethoden mit geometrischen Grundfiguren« zusammengefasst und gesondert dargestellt.
- Systemische, lösungs- und ressourcenorientierte Ansätze sind mit der Soziometrie morenoscher Prägung verbunden worden. Für diesen Trend steht insbesondere A. Williams. Er betont, dass die soziometrischen Aktionsmethoden zu einer Vertiefung von Systemdynamiken durch das Handeln führen. »Das Geheimnis der Soziometrie liegt darin, die Möglichkeiten der räumlichen Dimension zu nutzen, um andere Faktoren wiederzugeben: Zeit, Bedeutung, Intensität« (1994, S. 221). Er sieht die Arbeit der lösungsorientierten Therapie Steve de Shazers mit Skalen als »Himmelsgeschenk für handlungsorientierte Vorgehensweisen« (ebd.). Williams findet den sozialen Konstruktionismus in Morenos Ansatz angelegt, wenn davon ausgegangen wird, dass die soziometrischen Erkundungen nicht das Individuum untersuchen. Das einzelne Individuum bewegt sich in dem Raum der Beziehungen zu anderen sich bewegenden Individuen. In diesem Zwischenraum werden die sozialen Wirklichkeiten konstruiert (Moreno 1953, p. 178). Das gegenseitige Erzählen von Geschichten zur Erzeugung und

zum Abgleich von Wirklichkeiten, das Sich-selbst-Verstehen im intersubjektiven Raum werden von Williams als Ausgangspunkt soziometrischer Methoden verstanden. »Gerade weil sie [die Soziometrie] die Menschen so lebhaft erleben lässt, führt sie ihnen zugleich auch das System vor Augen, in dem sie sich bewegen und das ihr Kontext ist« (Williams 1994, S. 222).

Es gibt zwei grundlegende Arbeitsmodelle bei allen aktionssoziometrischen Methoden:

1. *Die protagonistenzentrierte Arbeit:* Ein Klient nutzt eine der soziometrischen Methoden, um eine Fragestellung zu bearbeiten. Dabei werden entweder Bodenanker genutzt, oder es werden Stellvertreter eingesetzt.
2. *Die gruppen- und teambezogene Arbeit:* Die Mitglieder einer Gruppe oder eines Teams erkunden gemeinsam eine Fragestellung. Sie stellen die wahrgenommenen Beziehungen untereinander und/oder zu bestimmten Themen, Fragen, Projekten etc. dar und entwickeln aktionsmethodisch Lösungen.

In einer Mischform stellt ein Gruppen- oder Teammitglied seine Version einer Fragestellung mit einer der aktionssoziometrischen Methoden dar. Er benutzt dafür Bodenanker oder die Gruppen- oder Teammitglieder selbst, die anschließend ihre (unterschiedliche) Wahrnehmung ihrer Plätze, Haltungen, Bewegungen etc. mitteilen.

2.3 Unterschiede zu anderen Aktionsmethoden

Die aktionssoziometrische Arbeit hat im Erscheinungsbild viele Ähnlichkeiten mit anderen Aktionsmethoden, insbesondere mit der Arbeit mit Aufstellungen (»Da stehen Leute in der Gegend herum«) und mit Skulpturen. Die Methoden unterscheiden sich von ihrem Wirkkonzept und ihrem Methodenset her jedoch deutlich. Die Unterschiede sollen hier beschrieben werden. Aktionsmethodische Arbeitsprozesse gewinnen, wenn sich die Beteiligten und vor allem der verantwortliche Leiter der eingesetzten Methoden, ihrer Schwerpunkte und Indikationen und ihrer speziellen methodischen Zugänge bewusst sind.

2.3.1 Aufstellungsarbeit und Aktionssoziometrie

Zur Verdeutlichung der Unterschiede folgen hier zunächst einige Hinweise auf wichtige Aspekte der Aufstellungsarbeit (ansonsten wird für diese Methode auf die vorliegende Literatur verwiesen, s. u.).

Die Arbeit mit Aufstellungen (Familienstellen: z. B. Weber, Systemische Strukturaufstellungen: Sparrer, Varga von Kibéd) ist die Aktionsmethode mit den höchsten Verdichtungen von Komplexität. Sie wirkt deshalb oft einfach und schön. Einfachheit ist – im Unterschied zu Trivialität – ein Ausdruck von Komplexität, wenn man sich dem Kern der Dinge nähert und den Wert des Wesens der Darstellung ermessen kann. Constantin Brâncuşis Skulptur *Vogel im Raum* (1926)[1] ist einfach: Sie wirkt leicht, sie ist asymmetrisch, sie fasziniert. Sie würde dann trivial, wenn sie symmetrisch geschliffen würde, wenn ihr Flügel angeklebt würden o. Ä.

Die Einfachheit in lebenden Systemen wird durch zwischenzeitliche Erhöhung der Komplexität gesichert. Trivialität bleibt im Bekannten, im allgemein Zugänglichen.

Die Arbeit mit Aufstellungsmethoden geht deshalb mit den Chancen, die die Einfachheit als Ausdruck von Komplexität eröffnet, spezifische Risiken ein, z. B. wenn die Komplexität als Voraussetzung für die Einfachheit nicht verstanden und mit Trivialität verwechselt wird: Trivial werden Situationen dann, wenn Regeln rigide zur Steuerung genutzt werden. Wenn die »Ordnungen der Liebe« als präskriptive Regeln (»So soll es sein«) eingesetzt werden und danach gehandelt wird, werden triviale Aufstellungen erzeugt (oder Schlimmeres). Ordnungen laden ein, sich an ihnen zu orientieren und Komplexität zu reduzieren. Kunst wird zu Kitsch.

Werden Ordnungen statt als deskriptiv oder präskriptiv als kurativ verstanden (»So könnte es auch sein«, vgl. Varga von Kibéd 2005, S. 242), erhöht sich die Komplexität durch die Öffnung von Möglichkeitsräumen. Damit wird die Einfachheit gesichert gegen die Trivialität.

Die Verwechslung von einfach und trivial mündet zudem in einer Fehleinschätzung des Anspruchs an die Kunstfertigkeit der Leiter und ihren Qualifizierungs- und Ausbildungsbedarf. Das passiert bei Ansätzen wie dem Psychodrama mit dem eher barocken Aufbau der Methodik (vom Bühnenaufbau über die Rollenübernahme bis zur Prozessleitung) eher selten. Die Folge ist, dass für das Psychodrama

1 Siehe zum Beispiel: www.google.de>Bilder, »vogel im raum« eingeben.

die methodenspezifischen Verdichtungen fundiert gelernt werden können, die in dieser Methode dann in den einfachen und ästhetisch schönen Lösungsszenen ihren Ausdruck finden.

Repräsentierende Wahrnehmung

Die Aufstellungsmethode beruht nach Sparrer und Varga von Kibéd auf der systematischen Förderung und Nutzung von repräsentierender Wahrnehmung. Unter repräsentierender Wahrnehmung wird verstanden, dass Menschen, die als Repräsentanten für Mitglieder eines in der Aufstellungsarbeit modellierten Systems stehen, bestimmte Beziehungsqualitäten erleben.

> Es ist »die spontane Modifikation der Selbst- und Fremdwahrnehmung (einschließlich der Modifikation der Körperempfindungen), die Mitglieder eines Modellsystems in guter Entsprechung zu Beziehungsqualitäten, (Möglichkeiten von) Befindlichkeitsänderungen, Strukturen, Kontextbezügen, Veränderungstendenzen und Choreografien (der Veränderung) des modellierten Systems erfahren« (Varga von Kibéd 2005, S. 202).

Die repräsentierenden Wahrnehmungen auf den Plätzen sind das zentrale Medium der Aufstellungen, mit dem gearbeitet wird und mit dem Lösungsoptionen entwickelt werden. Eine Aufstellung erzeugt über repräsentierende Empfindungen und Wahrnehmungen der aufgestellten Personen (»Repräsentanten«) eine Resonanz der Dynamik des aufgestellten Systems. In dieser Gesamtresonanz markieren sich dann auch die Bedeutungen einzelner Beziehungen. Aus dieser Resonanz werden Lösungsbilder entwickelt.

Die Aufstellungsmethodik lebt deshalb davon, dass den Repräsentanten möglichst optimale Rahmenbedingungen geschaffen werden, damit sie ihre Wahrnehmung auf das Erlebte in der aufgestellten Konstellation konzentrieren können. Zu diesen Rahmenbedingungen gehören besonders (vgl. dazu Sparrer 2006; Varga von Kibéd 2005, S. 237 f.):

- die Nichtzugehörigkeit zu dem aufgestellten System zu dem Zweck, frei zu sein für die Resonanzen, die das System auslöst
- eine möglichst geringe Menge an Vorinformationen, die dazu einladen könnten nachzudenken, wie man fühlen müsste

- eine störungsfreie, gesammelte Atmosphäre mit Beginn der Auswahl der Repräsentanten
- das gesammelte, ritualisierte Hinführen auf die Plätze ohne zusätzliche Informationen
- die Konzentration auf die Wahrnehmung von Unterschieden durch Repräsentanten und Leiter beim Aufbau der Modellsystems, bei allen sprachlichen Äußerungen und bei den Umstellungen
- die nachfragende Orientierung an Körperempfindungen, Emotionen, spontanen Ideen und Bewegungsimpulsen
- das An- und Aufnehmen von allem, was passiert, als Teil der Resonanz des Systems.

Die sparsamen Interventionsmöglichkeiten der Aufstellungsarbeit bestehen aus:

- der Stellungsarbeit als Möglichkeit der Umstellung der Repräsentanten mit dem Ziel der Verbesserung ihrer Befindlichkeit (einschließlich der Einführung von zusätzlichen Repräsentanten)
- der Prozessarbeit mit der Gestaltung von Ritualen durch das Sprechen von Lösungssätzen, rituellen Sätzen und durch Gesten
- den Tests, die als Klärungsinterventionen die Dynamiken verdeutlichen sollen.

Die zahlreichen von Sparrer und Varga von Kibéd vorgestellten Varianten der systemischen Strukturaufstellungen bereichern die Möglichkeiten, mit diesen Interventionsmöglichkeiten zu arbeiten (Tetralemma, Problemaufstellung, Oberflächenstruktur von Sätzen etc.).

Soziometrie

Die soziometrischen Aktionsmethoden unterscheiden sich in vielen Aspekten von der Aufstellungsarbeit.

In der Aufstellungsarbeit erstellt der Klient die Simulation des Systems, das dann mit den entstehenden repräsentierenden Wahrnehmungen operiert und Lösungsoptionen entwickelt, die abschließend vom Klienten an seinem neuen Platz nachvollzogen werden.

In den soziometrischen Methoden ist der Protagonist Teil des Simulations- und Veränderungsgeschehens. Er gestaltet die Veränderungsprozesse aktiv mit. Dazu wechselt er an verschiedene Plätze und in verschiedene Rollen, erweitert seine eigene Rolle und betrachtet die Situation zwischenzeitlich auch aus der Außenperspektive (Spiegeln).

Je nach dem gewählten Arbeitsmodell ist der Einstieg in die aktionsmethodische Arbeit dadurch geprägt, dass für die räumlichen Darstellungen Stellvertreter ausgesucht werden, die im Sinne einer Rolleneinführung instruiert werden. Bei den anderen Arbeitsmodellen wählen Menschen selbst ihren Platz in dem dargestellten System nach den vereinbarten Kriterien.

Stellvertreter »funktionieren« anders als Repräsentanten.

Während Letztere den Resonanzen nachspüren, die in ihnen und in Bezug auf die anderen und den Kontext spürbar werden, übernehmen die Stellvertreter zunächst probeweise die Plätze, einschließlich der Haltung, der Gesten, den Bewegungen. Sie spüren den Effekten dieser Instruktionen in der Nachahmung nach.

Die Aufgabe der Repräsentanten ist es, den Unterschieden nachzuspüren, die die Veränderungen in ihnen und zwischen ihnen auslösen, und dies zu berichten.

Die Aufgabe der Stellvertreter ist es, die ganzheitliche Dynamik der Plätze, der Körperhaltungen und -bewegungen und der Rollen zu erfassen und in den Prozess »einzuspielen«, d. h., ihre Rolle entsprechend ihren Wahrnehmungen aus dem Spielen der Rolle zu erweitern.

Um seinen Platz einzunehmen, benötigt ein Repräsentant ein gesammeltes Geführtwerden, ein möglichst geringes Aufkommen an Informationen und eine Vermeidung von Wertungen.

Für seine Aufgabe benötigt ein Stellvertreter zumindest Informationen über die Art und Weise, wie der Platz und die Rolle in dem inneren Bild des Protagonisten »verkörpert« werden müssen. Für die Methode der Rollenerweiterung können zusätzliche Informationen zu Hintergründen und Zusammenhängen bedeutsam sein. Zusätzlich ist es oft hilfreich, wenn die einzelnen Plätze und Rollen mit Worten, Sätzen oder Satzsequenzen ausgestattet werden. Optimal ist es, wenn der Protagonist sein Bild der Verkörperung des jeweiligen Platzes zeigt (in diese Rollen wechselt), d. h. zunächst selbst auf den Platz oder in die Rolle geht und sie vormacht.

Die Lösungsoptionen werden in der Aufstellungsarbeit durch das Verändern der Positionen und durch das Sprechen von Lösungssätzen oder ritualisierten Sätzen herausgearbeitet. Eine wichtige Richtschnur für die Lösungssuche ist die Verbesserung von Befindlichkeit und Energieniveau der Repräsentanten und des Gesamtsystems. Die Quellen, aus denen sich die Lösungen speisen, sind die in dem System verfügbaren Kräfte und Erfahrungen, die durch die Vervollständigung des Systems, durch Verdeutlichung und Klärung freiwerden und die sich in den so geöffneten Möglichkeitsräumen entfalten können (Varga von Kibéd 2005, S. 237 f.).

Die Lösungsoptionen in der soziometrischen Arbeit werden durch die Veränderungen der Positionen, Körperhaltungen und Sätze entwickelt, durch zahlreiche Rollenwechsel und durch die Funktion des Doppelgängers (der den inneren Dialog des Protagonisten laut ausspricht) entwickelt. Eine wichtige Richtschnur ist dabei die Stimmigkeit der Veränderungen für alle Teile des Systems. Die Stimmigkeit wird durch die Rollenwechsel erarbeitet. Die Quellen, aus denen sich die Lösungen speisen, sind die Kräfte und Erfahrungen, die durch einen fortgesetzten Perspektivwechsel für den Protagonisten erlebbar werden und so die Möglichkeitsräume öffnen, in denen die Anziehungs- und Abstoßungskräfte der Beziehungen ihre Dynamik verändern können.

Je mehr szenische Elemente in die soziometrische Arbeit einfließen, umso stärker können sich die spielerisch-dramatischen Elemente des Agierens und Probierens in der Entwicklung von Lösungsoptionen entfalten. Die gemeinsame Inszenierung, das Erleben in der Aktion sind das Agens, aus dem die Lösungen dann geboren werden.

Gemeinsam ist beiden Ansätzen die Annahme, dass die Quellen für die Lösung in dem System vorhanden sind.

Die oft diskutierte Frage, ob bei psychodramatischer oder soziometrischer Arbeit repräsentierende Wahrnehmungen bedeutsam sind, läuft letztlich auf die Frage hinaus, welches Beschreibungs- und Erklärungsmodell man für die beobachteten Phänomene nutzt – ob das Modell der repräsentierenden Wahrnehmung oder die Konzepte von Rollenübernahme mit »Tele«, Spontaneität und Kreativität. Zumindest erleichtert die soziometrische Methodik nicht die systematisierte Nutzung des Modells der repräsentierenden Wahrnehmung (Stellvertreter mit mehr Informationen und über Rollenwechsel eingeführt).

Umgekehrt wird noch zu erproben sein, ob systemische Strukturaufstellungen soziometrisch-psychodramatische Methoden – insbesondere den Rollenwechsel – integrieren können. Dies könnte die Wahrnehmung des Klienten z. B. in dem erarbeiteten Lösungsbild bereichern, wenn er im Rahmen von Lösungssätzen auch die anderen Positionen einnimmt. Es zeigt sich allerdings in der Praxis oft ein Bruch im Erleben der Beteiligten beim Wechsel des Methodeninventars. Vermischungen der methodischen Zugänge, namentlich der Aufstellungsarbeit mit den übrigen Aktionsmethoden, erscheinen mit den derzeitigen Methodeninventaren eher nicht sinnvoll.

Man wird also eher der Formulierung folgen: Es dient der Konsistenz des Einsatzes einer der Aktionsmethoden, in einem in sich schlüssigen Modell zu bleiben, in dem Methoden und Erklärungsmodelle zur Deckung gebracht sind.

2.3.2 Skulpturarbeit und Aktionssoziometrie

Die Arbeit mit Skulpturen startet mit der szenischen Modellierung eines Themas mit Hilfe von Stellvertretern. Sie kann mit Bewegungen und Sätzen bis hin zum Spielen von Rollen ausgestaltet werden. Körperliche Empfindungen aus bestimmten Haltungen können von den Stellvertretern weiter verstärkt oder durch emotionale Ausdrucksmöglichkeiten ergänzt werden. Die Veränderungen einer Skulptur in Richtung einer Lösung können dadurch erarbeitet werden, dass der Dynamik der Bewegungsimpulse gefolgt wird, was zu einem besser balancierten Energielevel führt. Durch wiederholte Rollenwechsel zwischen dem Protagonisten und seiner Skulpturanteile wird diese Veränderung auf Stimmigkeit für die Skulpturteile hin überprüft: Machen da alle mit, oder gibt es Widerstand in Teilen der Skulptur? Dieser Prozess wird fortgeführt, bis eine stimmige und balancierte Veränderung erreicht ist.

Die soziometrische Arbeit fußt zunächst auf den Wahlen (Nähe – Distanz, Hinwendung – Abwendung, hin zu – weg von XY, mehr zu AB – weniger zu CD, mehr hier als dort, mehr 3 als 8 etc.). Allerdings wird die Darstellung der Wahlen mit Körperstellungen, Körperhaltungen und mit Gestik illustriert, so dass skulpturnahe Ergebnisse erreicht werden.

Die Unterschiede von Skulpturarbeit und Soziometrie werden insbesondere durch den Beginn geprägt und dadurch, dass die in der Skulpturarbeit eingesetzten Methoden den Körper mit seinen Ausdrucksmöglichkeiten und seiner Bewegungsdynamik stärker einbeziehen. Die Soziometrie arbeitet stärker mit den Plätzen und den sich dort darstellenden Beziehungsdynamiken (Modellierung vs. Plätze mit Wahlen). Die Verbindung der Methoden im Verlauf eines Arbeitsprozesses ist unschädlich (im Unterschied zu einer Vermischung von Soziometrie und Aufstellungsarbeit) wegen der gleichen grundlegenden Annahmen zur Theorie der Methode.

Aktionssoziometrische Methoden →

↓

soziales Atom
Arbeit mit kriterienbezogenen Wahlen
Skalierungen und Rangfolgen
thematische Felder (Cluster, Landkarten)
soziometrische Positionierung zu einem Thema
Territorigramm

Aktionsmethoden
mit geometrischen Grundfiguren, die soziometrisch eingesetzt werden können

↓

Lebenslinie
Lebenszyklus
die drei Polaritäten
Diamant der Ambivalenz (Tetralemma)
Theorie U
Veränderungsphasen

Abb. 2: Aktionssoziometrie

3. Soziometrische Methoden

3.1 Grundlegende Varianten

Die soziometrische Arbeit, auch »soziometrische Exploration« genannt, bezieht sich jeweils auf konkrete Kriterien und Fragen und erzeugt dafür Unterschiede. Soziometrie kann somit verstanden werden als die Inszenierung von Unterschieden. Die gewählten Plätze markieren Wahlen (Anziehung, Abneigung, Gleich-Gültigkeit), die auf den unterschiedlichen Wahrnehmungen und Bewertungen der Mitglieder eines Systems beruhen. Diese Unterschiede werden sichtbar gemacht. Je nach Thema und Setting können unterschiedliche Methoden die Arbeitsprozesse prägen.

Soziometrische Methoden beziehen sich auf soziale Systeme (Individuen, Paare, Familien, Teams, Organisationen etc.) und ihre Dynamiken. Sowohl für die Arbeit in Einzelsettings als auch für die Arbeit mit Gruppen und Teams sind entsprechende Möglichkeiten entwickelt worden. In allen Feldern werden die sozialen Beziehungen und ihre Dynamiken erkundet.

Dabei sind zwei grundlegend unterschiedliche Arbeitsformen mit jeweils zwei Varianten möglich:

- Die soziometrische Arbeit ist auf die Fragen und Anliegen eines Einzelnen ausgerichtet (protagonistenzentrierter Prozess). Die Arbeit startet mit einer individuell gestellten Frage und erkundet von dort aus das soziale Umfeld.

Variante 1: Die Fragen und Anliegen beziehen sich auf das anwesende System, z. B.:

- »Wo ist mein Platz in der Großfamilie, nachdem XY ausgezogen ist?«
- »Wie lassen sich die zunehmenden Spannungen in dem Team um meinen Arbeitsschwerpunkt vermindern?«
- »Wie positioniere ich mich als Trainer, damit ich die Mannschaft im kommenden Punktspiel auf einen Sieg einstimmen kann?«

Die Systemmitglieder werden zunächst in das Bild des Protagonisten »eingebaut«. Sie können später ihr eigenes Bild damit vergleichen. Über diesen Vergleich lassen sich zahlreiche Unterschiede erzeugen, die dann in ein Lösungsbild eingebracht werden können.

Variante 2: Die Fragen und Anliegen beziehen sich auf ein nicht anwesendes System. In diesem Fall wird mit soziometrischen Methoden gearbeitet, wobei Stellvertreter (oder Bodenanker) für die Personen oder Themen (Ehefrau, Vater, Chef, Sekretärin, Arbeitsmotivation, Stress, Sexualität ...). eingesetzt werden.

- Die soziometrische Arbeit ist auf die Fragen und Anliegen eines Mehrpersonensystems (Familie, Team, Gruppe, Organisation) ausgerichtet. Auch hier gibt es zwei Varianten, je nach Fragestellung. Oft gehen diese Varianten im Verlauf der Arbeit ineinander über.

Variante 1: Bei dem Anliegen stehen die Beziehungen und deren Dynamik im Vordergrund, z. B.:

- »Wie verbessern wir die Stimmung im Team und reduzieren die hohe Gereiztheit?«
- »Welche Wege finden wir, um die sechs neuen Teammitglieder besser ins Team zu integrieren?«
- »Wie können wir uns gut von dem alten Chef verabschieden?«

Hier werden die soziometrischen Wahlen zunächst auf der Beziehungsebene fokussiert sein. Es werden Kriterien entwickelt, zu denen sich alle positionieren, z. B.:

- »Wer hat mit wem derzeit die entspannteste Beziehung?«
- »Findet einen Platz in dem Raum, der eurer Position in dem Gesamtteam entspricht.«
- »Wenn der alte Chef noch einmal in der Mitte des Raumes stünde: Wo und wie stünde jeder Einzelne von euch zu ihm?«

Variante 2: Bei dem Anliegen stehen Themen, Aufgaben, Projekte etc. im Vordergrund, z. B.:

- »Wie schaffen wir es, die Energie so zu bündeln, dass wir das neue Projekt noch zusätzlich bewältigen?«
- »Wie müssen wir uns den Kunden zeigen, um wieder eine höhere Anerkennung zu finden?«

Bei diesen Arbeitsprozessen werden die Themen, Aufgaben, Projekte mit in dem Raum platziert, so dass sich die Beziehungsdynamik daran orientieren kann.

Jede soziometrische »Exploration« ist natürlich auch als Intervention zu verstehen und entsprechend zu gestalten. Gutplatzierte »Explorationen« geben Entwicklungsprozessen oft wichtige Impulse. Dass die soziometrische »Exploration« von Gruppen von Moreno ganz pragmatisch zur Lösung von Konflikten in verschiedenen konkreten Anwendungsfeldern entwickelt worden ist, prägt auch die Arbeit heute.

Im Folgenden werden die oben nur skizzierten, konkreten Methoden soziometrischer Arbeit vorgestellt – beginnend mit dem bekannten Modell des sozialen Atoms.

3.2 Das soziale Atom

Die grundlegende Form soziometrischer Explorationen ist das soziale Atom. Es dient der Visualisierung des individuellen Beziehungssystems, entweder allgemein oder zu bestimmten Themen oder für bestimmte Zeiträume.

Der Begriff »soziales Atom« wurde von Moreno eingeführt, der damit die Bedeutung dieser Interaktion des Individuums mit seiner sozialen Umwelt als die Urform sozialer Konstellationen unterstrich.

Das soziale Atom stellt das Individuum in die Mitte und erkundet zunächst die Beziehungsfelder (Cluster) in Bezug auf wichtige Gruppen (Familie, Arbeitsteam, Kirchengemeinde, Fußballverein) und dann auf einzelne Personen. Die Qualität der Beziehung wird durch Nähe und Abstand markiert. Das soziale Atom wird für die aktuelle Situation oder für wichtige Lebensphasen der Vergangenheit und der Zukunft erarbeitet werden (Geburt, Berufseinstieg, Berufsausstieg, Geburt des Urenkels, Tod u. v. a. m.).

Moreno ging von den drei Beziehungsqualitäten aus: Anziehung, Abstoßung und Gleich-Gültigkeit (Neutralität). Diese werden in der

Papierform der soziometrischen Exploration durch unterschiedliche Farben und Farbkombinationen dargestellt. In der Aktionsform des sozialen Atoms werden – neben Nähe und Abstand – Zu- oder Abwendungen, Körperhaltungen und Gesten eingesetzt, die diesen Qualitäten Ausdruck verleihen.

Ambivalenz in Beziehungen wird in der Papierform durch Farbkombinationen (für Anziehung und Abstoßung) dargestellt, in der Aktionsform bieten sich durch Körperhaltungen, Gestik, Mimik etc. viele Darstellungsmöglichkeiten. In der Weiterentwicklung soziometrischer Methoden ist für die Arbeit mit Ambiguität und mit Ambivalenzen ein eigener Zugang erarbeitet worden (s. »Der Diamant der Ambivalenz«, Abschnitt 4.3).

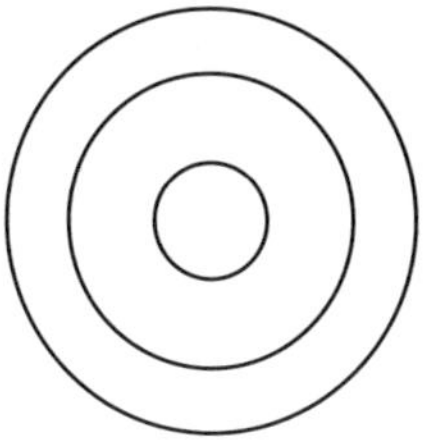

Abb. 3: Das soziale Atom

Das soziale Atom wird mit einem Klienten so erarbeitet, dass er zunächst die für ihn bedeutsamen sozialen Systeme markiert und dann die wichtigen Personen identifiziert und in eine räumliche Darstellung bringt. Dazu werden Bodenanker genutzt (s. Kap. 10) oder es werden Stellvertreter eingesetzt: Dritte werden an die Stelle der Personen gestellt und in eine Körperhaltung gebracht. Die Auswahl des Platzes erfolgt nach Nähe und Distanz als räumlicher Metapher der Beziehungsqualität.

Der Arbeitsauftrag lautet z. B.: »Stelle die wichtigen Personen entsprechend der von dir erlebten Nähe und Distanz in Beziehung zu dir. Zeig dann die Qualität der Beziehung durch Haltung, Gestik und Mimik der Personen.«

Im Unterschied z. B. zur Aufstellungsarbeit werden die Personen (als Stellvertreter) nicht nur auf den Platz geführt, sondern Ihnen werden Platz, Köperhaltung und Gestik gezeigt und am besten vorgespielt: Der Klient (hier: Protagonist) geht vorübergehend auf den Platz und in die Rolle der anderen Person und zeigt Stellung, Haltung, Ausrichtung, Gestik, Mimik usw. Dieser Prozess wird »Rollenwechsel« genannt und hat einen zentralen Stellenwert in der psychodramatisch-soziometrischen Methodik. Auch in den weiteren Arbeitsprozessen, z. B. bei der Entwicklung von Ziel- oder Lösungsbildern, wird mit diesem Vorgehen gearbeitet. Dadurch werden dem Protagonisten immer wieder Perspektivwechsel und der »Blick durch die Augen der anderen« oder der »Blick aus anderen Zeiten« ermöglicht. Diese Perspektivwechsel werden körperlich und räumlich nachvollzogen und haben deshalb eine besondere Intensität und Dichte der Informationserzeugung. Die Perspektivwechsel aktivieren viele Sinnes- und Wahrnehmungskanäle und erlauben dem Protagonisten vielfältige, oft ungewohnte Wahrnehmungen seines sozialen Systems.

Über diese Rollenwechsel lassen sich Lösungsdialoge entwickeln und auf die Fragestellung des Protagonisten zuschneiden.

In der systemischen Therapie wird der Wechsel der Perspektiven über systemische Fragen ohne diesen räumlich vollzogenen Wechsel angeregt (»Angenommen, Ihr Vater säße hier, und ich würde ihn fragen ...«). In der soziometrischen Exploration und genauso im Psychodrama würde dies durch Explorationen des Protagonisten im Rollenwechsel geschehen.

Die Entwicklung von Lösungswegen für das Anliegen des Klienten kann z. B. durch die Frage angeregt werden: »Angenommen, deine Beziehung zu P. entwickelt sich gut, an welchem Platz steht P. dann in einem Jahr, und wo sind dann die anderen Personen?«

Über das Verändern von Plätzen und über wiederholte Rollenwechsel werden veränderte Konstellationen erarbeitet. Es ist also eine Koproduktion des Protagonisten mit den Stellvertretern und dem Leiter des Prozesses. Die Wahrnehmungen der Stellvertreter auf ihren Plätzen und in den Körperhaltungen fließen darin genauso ein wie die Erfahrungen des Protagonisten aus den unterschiedlichen Perspektiven.

Auf diesem Weg wird zunächst die innere Landkarte der Ist- Situation dargestellt. Aus dem Erleben aller Beteiligten werden Zukunfts- und Lösungsideen entwickelt, die in die Handlung umgesetzt werden. Daraus können die angestrebte zukünftige Situation erarbeitet und der Weg dorthin skizziert und konkretisiert werden (»Was wird der erste Schritt sein, der diese Entwicklung einleitet?«).

Das soziale Atom wird als Aktionsmethode unter Zuhilfenahme anderer Personen als Stellvertreter erarbeitet. Es lässt sich aber in der Einzelarbeit (Beratung, Therapie, Coaching) auch mit Bodenankern durchführen (s. Kap. 10). Auch die Darstellung mit Gegenständen im Raum oder auf dem Tisch und auch die schriftliche Darstellung (auf Flipchart, Pinnwand oder auf einem Blatt Papier) sind möglich. Die Variabilität soziometrischer Arbeit wird hier deutlich: Sie lässt sich an die Möglichkeiten des Kontextes, des Arbeitsfeldes, an die jeweilige Kultur und an die methodischen Fertigkeiten des Beraters optimal anpassen.

Der Ablauf wird hier noch einmal aufgelistet, weil viele aktionssoziometrische Modelle dem gleichen Muster folgen. Die Grundprinzipien der soziometrischen Arbeit sind im »sozialen Atom« angelegt. Sie lassen sich auf andere Fragestellungen bei der individuellen Arbeit und in die Arbeit mit Gruppen und ihrer Dynamiken übertragen.

Der Ablauf ist auch relativ unabhängig von den jeweiligen Visualisierungsformen:

1. Erstellen der »inneren Landkarte« durch Nähe und Abstand in Bezug auf konkrete Kriterien (z. B. »Mein aktuelles soziales Umfeld« = soziales Atom). Dies erfolgt durch:

- Markierung von Nähe und Abstand
- Markierung der Blickrichtungen
- Darstellung von Körperhaltungen und Gestik (bei der Arbeit mit Personen im Raum; alternativ: farbliche Markierungen in der Paper-and-Pencil-Version)
- gegebenenfalls Ergänzung durch eine Bewegung, durch ein Geräusch, einen Satz.

2. Exploration der »inneren Landkarte«.

- durch Befragung der Stellvertreter
- durch die Wechsel des Protagonisten in unterschiedliche Rollen
- durch Nutzung der Außenperspektive: Protagonist schaut sich das soziale Atom von außen an.

3. Entwicklung eines Zukunfts- bzw. Lösungsbildes:

- durch Veränderungen der Konstellation
- durch Dialoge im Rollenwechsel
- durch Wechsel des Protagonisten in unterschiedliche Rollen und die Außenperspektive.

4. Beschreibung der nächsten konkreten Schritte:

- durch Exploration der Stellvertreter in der veränderten Konstellation
- durch Wechsel des Protagonisten in unterschiedliche Rollen
- durch Überprüfung der Stimmigkeit aus der Außenperspektive.

3.3 Soziometrische Explorationen von Gruppen und Teams

Das Prinzip des sozialen Atoms, nämlich die räumliche Darstellung der erlebten Nähe und Distanz der beteiligten Mitglieder eines sozialen Systems (Familie, Gruppe, Team etc.) zueinander oder zu ihren wichtigen Themen und Aufgaben, kann mit weiteren Methoden vertieft und erweitert werden. In sozialen Systemen können durch die soziometrischen Explorationen zudem dynamisch wirksame, aber sonst verborgene Strukturen und Netzwerke sichtbar gemacht werden. Deswegen ist die soziometrische Exploration immer auch eine systemische Intervention: Es werden Unterschiede in den Beziehungen zu den unterschiedlichen Kriterien erzeugt. Die Situation eines Systems ist anschließend also anders (besser oder schlechter in Bezug auf das angestrebte Ziel).

Bei der Arbeit mit Mehrpersonensystemen gilt, dass es sehr wichtig ist, mit eindeutig und konkret formulierten Kriterien zu arbeiten. Sonst erzeugen die Ergebnisse viele Unklarheiten, da alle mit ihrer Positionierung im Raum etwas anderes meinten. Diese Unschärfe ist letztlich nicht zu vermeiden, kann aber durch klare Formulierungen reduziert werden.

Jedes Kriterium erzeugt zudem unterschiedliche soziometrische Konstellationen, z. B. erzeugt das Kriterium »Mit wem möchte ich am liebsten zusammenarbeiten?« in derselben Gruppe eine andere

Konstellation als »Mit wem möchte ich am liebsten zehn Tage zusammen segeln gehen?« oder »Mit wem möchte ich heute einen Kaffee trinken gehen?«.

3.3.1 Erkundung der Vorgeschichte einer Gruppe

Die einfachsten Kriterien zur Exploration fragen nach »harten Daten«. Am Beginn eines Gruppenprozesses (Weiterbildung, Teamstart etc.) hat sich folgendes Kriterium bewährt: »Wer kennt wen von den Anwesenden am längsten?«

Die Darstellung erfolgt durch das Berühren der Schulter des anderen. Dadurch wird für alle das Netzwerk sichtbar, das schon vor Beginn dieses Prozesses bestand. Bekanntschaften, Vertrautheiten, alte Konflikte u. Ä. sind präsent. Es wird auch deutlich, wer schon ein Beziehungsnetz in der Gruppe hat und wer noch keinen kennt. Es werden auch Subsysteme sichtbar, die sich in einen neuen gemeinsamen Prozess integrieren.

Teilweise entstehen gegenseitige Wahlen (wenn sich zwei schon aus dem Kindergarten kennen), teilweise entstehen Ketten. Alle werden gebeten, die Vorgeschichte kurz zu erzählen. Auf diesem Weg erhält die Gruppe mit Beginn aus den vielen Erzählungen ihre eigene Geschichte. Durch die Frage nach den zweit- oder drittlängsten Bekanntschaften lässt sich das Bild weiter vervollständigen.

Ergänzende Variation: Häufig sind »nichtanwesende Anwesende« bedeutsam, also Menschen, die von einigen Mitgliedern einer Gruppe gekannt werden und die möglicherweise sogar für das Zustandekommen der Gruppe eine Bedeutung haben (weil sie z. B. Empfehlungen für eine Weiterbildung ausgesprochen haben oder weil sie selbst an dem Ergebnis eines Gruppenprozesses interessiert sind etc.). Solche virtuellen Gruppenmitglieder lassen sich durch das Kriterium sichtbar machen: »Wer ist dir wichtig für den jetzt beginnenden Prozess, wer ist für dich hier heute mit dabei?«

Werden dann Personen benannt, so werden mit Bodenankern Plätze für sie eingerichtet, die dann mit dem Kriterium vernetzt werden: »Wer kennt XY auch?« Dazu können dann wieder die Hintergrundgeschichten berichtet werden.

Auf diesem Wege werden weitere soziale Strukturen sichtbar, die schon am Beginn eine wirksame Dynamik auslösen können. Am Beginn von Gruppenprozessen ersparen solche Explorationen mit gutausgewählten Kriterien die oft langen und ermüdenden Einstiegsrunden.

Andere Explorationen eher »harter« Daten können sich auf die geografische Herkunft, den Geburtsort, die berufliche Heimat, die Stellung in der Geschwisterreihe beziehen etc. So kann die Aufforderung gegeben werden, sich nach dem Geburtsort im Raum zu verteilen und eine Landkarte der Herkünfte zu erzeugen. Dazu treten die Gruppenmitglieder zunächst in einen verbalen Austausch, um dann entsprechende Zuordnungen zu treffen, die sie durch räumliche Gruppierungen (Cluster) sichtbar machen.

Diese Erkundungen können auf das Thema der Gruppenveranstaltung zugeschnitten werden und bisherige Erfahrungen, Vorlieben, Grenzen etc. sichtbar machen. Diese Art soziometrischer Erkundungen setzt einen kurzen und intensiven Austausch unter den Teilnehmern voraus, damit sie die Zuordnungen treffen und die Cluster ausbilden können. Diese Vernetzung kommt den anschließenden Arbeitsprozessen zugute.

3.3.2 Skalierungen und Rangfolgen

Die Arbeit mit Skalierungen, also Linien, die im Raum gedacht werden und die ein Mehr oder Weniger, Früher oder Später, Länger oder Kürzer markieren lassen, eröffnen weitere Explorationsmöglichkeiten – sowohl für *hard facts* als auch für Einschätzungen und Bewertungen. Hier werden, wenn es sich nicht durch das Kriterium ohnehin ergibt, meist Skalierungen (z. B. von 0 bis 10) vorgegeben. Die Gruppenmitglieder müssen bei den meisten Kriterien wieder in einen Austausch miteinander treten, damit sie sich entsprechend einordnen können. Auch diese Kriterien werden auf die thematischen Schwerpunkte des anstehenden Gruppenprozesses zugeschnitten und können so die anschließende Arbeit stimulieren.

Hard facts: z. B. Dauer der derzeitigen Partnerschaft oder der derzeitigen Arbeitssituation, Lebensalter, Dienstalter, die Dauer der Zugehörigkeit zu einem Team oder einem Unternehmen, Anzahl der (bekannten) Kinder, tägliche Lauf- oder Schwimmstrecke ...

Soft facts: z. B. Einschätzung der Erfahrung mit dem Thema des Gruppenprozesses, Bewertung der Auswirkungen einer früheren Veranstaltung, aktueller Energiepegel, psychophysische Fitness, Lustpegel, bezogen auf das Thema, verfügbare Ressourcen für den Veränderungsprozess etc.

Bei den *soft facts* lassen sich auch zwei Plätze auf einer Skala definieren: die aktuelle Einschätzung des »Ist« und der gewünschte Platz z. B. zum Ende eines gemeinsamen Arbeitsprozesses (»Soll«). Daraus lässt sich dann die Frage ableiten, was man konkret tun muss, um von A nach B zu kommen. So werden auch die Wünsche, Erwartungen und Ansprüche an den Gruppenprozess transparent. Es werden die Bereitschaft und die konkreten Ressourcen sichtbar, für die Veränderung einer Situation aktiv zu werden.

Oft lassen sich aus diesem einfachen Einstieg ganze Arbeitsprozesse differenziert konzipieren und verabreden.

Exkurs: Die Dauer der Zugehörigkeit

Die Visualisierung der Dauer der Zugehörigkeit zu einer Organisation, zu einem Unternehmen oder zu einem Team ist eine Skalierung, die eine besondere Dynamik hat. Sie muss bei Entwicklungsprozessen bei Organisationen und Teams Berücksichtigung finden und kann über eine soziometrische Exploration sichtbar gemacht werden.

Die Zugehörigkeit zu Organisationen ist anders geregelt als die Zugehörigkeit zu Familien. In Familien wird man hineingeboren, man gehört diesem sozialen System zeitlebens an, selbst wenn kein konkreter Kontakt gelebt wird. Ungelöste oder unklare Fragen der Zugehörigkeit (Adoption, verstoßene und vergessene Familienmitglieder etc.) können zu heftigsten Turbulenzen in Familiensystemen führen.

Ähnlich bedeutsam zeigt sich immer wieder die Frage der Zugehörigkeit zu anderen sozialen Systemen. Die Ressource des Platzes in Systemen ist begrenzt, so dass es explizite Regeln für die Platzvergabe gibt (in Organisationen sind das z. B. Einstellungsverträge, Kündigungszeiten, Entlassungsurkunden). Zusätzlich bestimmen viele explizite Regeln, welcher der Zugehörigen wie viel Platz bekommt, das sind z. B. Dienstverteilungspläne, Regelungen von Verantwortlichkeiten und Kompetenzen u. Ä. Unklarheiten bei diesen Regeln führen fast immer zu Irritationen des Systems. Unklarheiten der Zugehörigkeit betreffen die Definition des Systems als lebensfähige Einheit. Deshalb haben sie eine so hohe Brisanz.

Unklarheiten können an vielen Stellen entstehen, z. B.: Gehören Mütter und Väter in ihren Erziehungszeiten zu dem System dazu? Wie ist Mitarbeiter XY, wie ist der Geschäftsführer gekündigt worden? Wer hat nach welchen Regeln den Zuschlag für die Besetzung der freien Stelle bekommen? Welche unterschiedlichen Verträge (Anstellungen, Werkverträge, Honorarverträge etc.) regeln wie die Zugehörigkeit? Wie gehören die Ehrenamtlichen zu der Organisation, wie klar ist z. B. die Vereinssatzung?

Zusätzlich zu den expliziten Regeln wirken implizite Regeln, die für die Vergabe von Plätzen und Räumen anzunehmen sind. Die Dauer der Zugehörigkeit scheint eine zentrale Rolle bei den impliziten Regeln der Platzvergabe zu spielen. Sie hat den Vorteil, dass sie als *hard fact* leicht zu erheben und aktionssoziometrisch auch in sehr großen Systemen darstellbar ist.

Bei der Dynamik, die die Dauer der Zugehörigkeit entfaltet, sind zwei gegenläufige Tendenzen zu berücksichtigen. Einerseits haben die, die länger dabei sind, Vorrechte. Sie haben die Organisation möglicherweise gegründet, haben sie geprägt, haben für ihr Überleben gesorgt etc. Andererseits sind die neu Hinzugekommenen eine wichtige Ressource für die zukünftigen Entwicklungen, ihre Ideen und Energien; ihr Engagement braucht eine Chance und damit einen Raum (s. dazu auch Daimler, Sparrer u. Varga von Kibéd 2003).

Der soziometrische Einstieg in diese Dynamik besteht in der Anordnung der Systemmitglieder auf einer Linie im Raum entsprechend der Dauer ihrer Zugehörigkeit.

Mit dieser Darstellung im Raum zeigt sich dann einerseits die Spanne von den ersten bis zu den letzten Eintritten. Sie kann bei jungen Organisationen sehr klein sein. Bei älteren Organisationen umfasst sie durchaus viele Jahrzehnte.

Es zeigen sich Episoden der Entwicklung der Organisation, z. B. durch große zeitliche Lücken, in denen kein Neuer hinzugekommen ist, und durch zeitliche Ballungen von Einstellungen.

Oft löst allein das Sichtbarwerden dieser Zeitdimension, dieser der Organisation unterliegende Struktur, starke Reaktionen aus. Einerseits wird die Geschichte der Organisation reaktiviert: Die Beteiligten müssen sich erinnern, wer wann dazugekommen ist und welche Situation die Organisation damals geprägt hat. Für die später Hinzugekommen gibt es oft Neuigkeiten über die Geschichte »ihrer« Organisation, da sie erstmals diese Perspektive erfahren. Durch das Hinzufügen wichtiger Mitglieder der Organisation, die nicht mehr dabei sind, kann die historische Perspektive noch ergänzt werden.

Diese soziometrische Exploration ist eine sehr wirksame Intervention. Sie hat oft einen sehr fördernden Effekt auf das Erleben von Stimmigkeit und Identität und auf die Auseinandersetzung über Werte und Ausrichtungen einer Organisation.

Die über diesen Prozess entstehenden Dynamiken lassen sich für sehr wirkungsvolle Arbeitsschritte in Bezug auf das Anliegen oder die angestrebte Problemlösung nutzen. So können folgende Schritte aus der Soziometrie der Anciennität abgeleitet werden:

- Man kann Arbeitsgruppen zu den Themen nach den Episoden der Firmenentwicklung zusammenstellen (die »Alten«, die »Neuen«), um die unterschiedlichen Perspektiven klar herauszuarbeiten.
- Man mischt Arbeitgruppen bewusst nach unterschiedlicher Dauer der Zugehörigkeit, um die unterschiedlichen Erfahrungen in die konkrete Arbeit direkt einfließen zu lassen.
- »Alte« und »Neue« tauschen ihre Sichtweisen bezüglich der Thematik in Zweiergruppen aus, um die Geschichten der Organisation zu vervollständigen.

Die aktionssoziometrische Exploration harter Daten ist oft ein guter Einstieg mit einem hohen Wirkungsgrad auch bei Menschen, die noch wenig Übung mit Aktionsmethoden haben.

3.3.3 Erkundungen mit Wahlen

Die soziometrische Exploration von Wahlen zwischen Gruppenmitgliedern erfolgt meist mit Hilfe eines konkreten Kriteriums nach dem Muster »Mit wem möchte ich/möchte ich nicht … und in welcher Rangfolge?«

Das Grundprinzip des aktionssoziometrischen Prozesses besteht nun darin, Wahlen zu treffen und diese Wahlen durch räumliche Nähe auszudrücken. Die Positionierung erfolgt durch die Beteiligten selbst, indem sie zu demjenigen hingehen, den sie auf den ersten Platz des angegebenen Kriteriums setzen; sie markieren dies durch ihre Hand auf der Schulter des anderen. Dadurch wird ein Netzwerk von Beziehungen erzeugt. Noch differenzierter (aber dann auch bald unübersichtlich) wird das Bild, wenn die zweiten, dritten usw. Wahlen ebenfalls erkundet werden oder wenn eine vollständige Rangfolge zu den Kriterien erstellt wird, die alle Mitglieder umfasst.

Ausgewählt wird das Kriterium mit Blick auf die Nützlichkeit für das angestrebte Ziel. Der Auswahl des Kriteriums gilt die besondere Aufmerksamkeit. Die soziometrische Arbeit mit Kriterien schafft als hochwirksame Intervention eine gute Fokussierung der Aufmerksamkeit und erzeugt wichtige Kristallisationspunkte für die sich entwickelnden Arbeits- und Gruppendynamik.

Hier einige Beispiele:
Durch bestimmte Kriterien werden spezifische Wirkungen beabsichtigt, z. B.:

- Kriterien zur Gruppenbildung und Vernetzung: »Wer kennt wen am längsten?« (S. o.) »Auf wen bin ich heute am neugierigsten?« Dieses Kriterium aktiviert sehr viele Aufmerksamkeitsebenen der Mitglieder einer Gruppe oder eines Teams. Es fokussiert auf die Wirkung der Einzelnen im Gruppenkontext, auf die persönliche Dimension der verschiedenen Themen, auf die individuellen Wünsche nach Intensivierung oder Klärung von Arbeitsbeziehungen etc. (vgl. unten Binswangers »unbewusste Kriterium«, Abschnitt 3.5).
- Ein Kriterium für ein Team, das seine Kooperationsbeziehungen in Bezug auf ein anstehendes Projekt verbessern will: »Mit wem der hier anwesenden Abteilungsmitglieder möchte ich am liebsten in der geplanten Projektgruppe zusammenarbeiten?« Die Visualisierung der Wahlen der Teammitglieder kann deutliche Hinweise auf die Dynamik der anstehenden Beziehungs- und Arbeitsprozesse und ihre Gestaltung geben. Insbesondere die Zusammensetzung von Projektteams und Arbeitsgruppen kann durch Aushandlungsprozesse auf dieser soziometrischen Basis optimiert werden.
- Ein Kriterium, das auf die Entwicklung von Arbeitsbeziehungen fokussiert: »Mit wem in dem Team will ich bis zum Ende unserer gemeinsamen Arbeit heute die deutlichste Veränderung unserer Arbeitsbeziehung erreichen?« Daran können sich kurze bilaterale Gespräche anschließen, in denen kleine konkrete Schritte dahin verabredet werden.
- Ein Kriterium, das die Entwicklung von Ressourcen anregt: »Mit wem in dem Team möchte ich jetzt im Anschluss ein Gespräch über die gemeinsame Bewältigung der anstehenden Herausforderungen führen?« Daraus lassen sich konkrete Verabredungen ableiten. Die dazu nötigen einzelnen Kontakte und Vernetzungen sind für alle Teammitglieder sichtbar.
- Ein Kriterium für die Energetisierung von Teamprozessen (z. B. im Anschluss an eine Skalierung der aktuell verfügbaren Energie): »Mir wem in dem Team könnte ich jetzt am ehesten ein Konzept entwickeln, das den Energie- und Lustpegel der Teammitglieder um mindestens 2 Punkte auf der Skala von 0 bis 10 erhöht?« Der Arbeitsprozess wird dann unterbrochen, damit bilateral oder in Kleingruppen Energetisierungsstrategien entwickelt und umgesetzt werden können.

(In den Selbsterfahrungswochen der 70er Jahre war die Einstiegsfrage:

»Wer möchte mit wem am liebsten schlafen?« – mit entsprechender Rangfolge – der Ausgangspunkt der angestrebten heftigen gruppendynamischen Prozesse.)

Bei der Entwicklung von Kriterien sind der Fantasie keine Grenzen gesetzt. Kriterien brauchen allerdings die genannte, ausreichend klare Formulierung und sie müssen plausibel sein in Bezug auf das angestrebte Arbeitsergebnis.

3.3.4 Besonderheiten bei der soziometrischen Arbeit

Bei der soziometrischen Arbeit mit Wahlen auf der Basis von Kriterien sind folgende Besonderheiten zu beachten.

a) Diese Art von Exploration ist eine Momentaufnahme, die sich schon durch ihren Vollzug verändert. Sie wirkt als Intervention und bildet keine statische Situation ab. Eine soziometrische Exploration ist also keine objektive Diagnose und lässt sich nicht identisch wiederholen. Sie ist Teil eines Prozesses. Dies eröffnet auch die Möglichkeit, zu einem späteren Zeitpunkt die zwischenzeitlichen Veränderungen mit der gleichen Frage zu erkunden. In der Anleitung von soziometrischen Explorationen wird dieser Hintergrund dadurch verdeutlicht, dass in der »Anmoderation« von einer Momentaufnahme, von einem flüchtigen Bild oder von einem weiterführenden Arbeitsschritt gesprochen wird.

b) Die soziometrische Exploration mit Kriterien zu *soft facts* (Einschätzungen, Wahlen etc.) regt in den Gruppen Selbstorganisationsprozesse an, die oft zu auffälligen »Verklumpungen« führen. Es zeigt sich die Tendenz, dass einzelne Gruppenmitglieder von sehr vielen anderen gewählt werden (»soziometrische Stars«), andere von keinem. Hier werden die gruppendynamischen Prozesse sichtbar, die allerdings in den meisten Anwendungen soziometrischer Explorationen nicht im Fokus der gemeinsamen Arbeit liegen. Andererseits wird ohnehin meist nur deutlich und sichtbar, was alle wissen. Trotzdem ergibt sich gerade dadurch eine gruppendynamische Thermik, die durch nachfolgende Schritte konstruktiv genutzt werden soll.

Dies kann auf mehreren Wegen geschehen, z. B.:

- Durch Rollenwechsel werden die unterschiedlichen Plätze erlebbar gemacht: Der soziometrische Star nimmt den Platz des Nichtgewählten ein und umgekehrt. Durch das Einfühlen in den Platz wird Verständnis erzeugt. Zusätzlich werden die unterschiedlich Gewählten auch an anderen Plätzen der Konstellation für die anderen sichtbar.
- Es werden zweite oder dritte Wahlen hinzugenommen, was die Differenzierung erhöht. Oder es werden zu diesem Zweck zusätzlich weitere Kriterien erkundet, die dann andere soziometrische Konstellationen erzeugen.
- Es folgt eine Intervention im Sinne eines Reframing, die die Ressourcen, aber auch die Risiken der entstandenen Konstellation auslotet: »Wenn dies die jetzt aktuell erlebte Vernetzung zu dem Kriterium ist: Welche Möglichkeiten öffnen sich der Gruppe? Welche Aufgaben, Verantwortlichkeiten ... sollten wie verteilt werden? Wo liegen die besonderen Risiken, und wie wird ihnen konkret begegnet?« Zu dieser Frage wird dann in Kleingruppen gearbeitet. Über die Zusammenstellung der Gruppen können dann Menschen mit unterschiedlichen soziometrischen »Aufladungen« zusammengeführt werden.

c) Bei der Arbeit mit diesen Kriterien sind bei den Wahlen folgende zwei Konstellationen möglich: Zwei Gruppenmitglieder wählen sich gegenseitig, oder das (z. B. von mir) gewählte Gruppenmitglied wählt ein anderes. In einer Gruppe, in der sich für ein Kriterium nur gegenseitige Wahlen zeigen, ist für dieses Kriterium und die dahinterliegenden Themen eine hohe Balance zu vermuten. Auf der Beziehungsebene entstehen eher wenig Spannungen. Bei einem sehr hohen Anteil von Wahl-Nichtwahl-Konstellationen ist eher ein hoher Pegel an Beziehungsspannungen im Kontext dieses Kriteriums zu vermuten, da kaum einer sein Bedürfnis direkt erwidert bekommt. Durch die soziometrische Arbeit emergieren also Muster zu den verschiedenen Themen, die bedeutsam sind für die konkrete Gestaltung der Zusammenarbeit. Es gilt dann, diese Konstellation zu thematisieren und mit ihren Chancen und Risiken auszuloten. Gelegentlich verweisen solche Wahl-Nichtwahl-Konstellationen auf Entwicklungsprozesse z. B. eines Teams, die zeitlich und thematisch neu »getaktet« werden müssen. Dafür bietet sich dann die Arbeit mit geometrischen Grundfiguren an (z. B. mit dem Lebenszyklus oder den Glaubenspolaritäten).

Generell kann empfohlen werden, soziometrische Intervention auf der Basis von Wahlen eher »reifen« Teams und Gruppen anzubieten, die eine wertschätzende Kultur des Umgangs mit Unterschieden und Konflikten entwickelt haben.

3.3.5 Die soziometrische Positionierung zu einem Thema

Eine weitere Form der soziometrischen Exploration bezieht sich auf die Konstellation von Gruppen oder Teams in Bezug auf eine konkrete Aufgabe, ein Projekt o. Ä. Ziele für diese Art der Arbeit können z. B. sein:

- die Bewältigung von konkreten Herausforderungen zu optimieren
- ein Projekt gut in einem Team zu verankern
- den Aufgaben eines Teams eine klare Position zu verschaffen (wenn sie aus dem Blick geraten sind).

Hierfür wird im Raum der Platz für die anstehende Herausforderung, das neue Projekt o. Ä. durch einen symbolischen Gegenstand markiert. Die Aufforderung an alle Mitglieder der Gruppe lautet dann: »Finde einen Platz im Raum, der deine derzeitige Beziehung zu dem geplanten Projekt markiert. Gib der Qualität deiner Beziehung zu dem Projekt Ausdruck durch die Nähe, den Abstand, die Körperhaltung, Zu- oder Abwendung.« Die Positionierung erfolgt durch alle Beteiligten gleichzeitig.

In einem nächsten Schritt wird dann ein Kurzkommentar von den jeweiligen Plätzen aus gegeben: »Was bedeutet dieser Platz, was ist dort los, wozu bist du gerade dort?«

Die soziometrische Exploration kann eine zusätzliche Komplexität erhalten, wenn als Kriterium für die Bestimmung des eigenen Kontaktes auch die Beziehungen untereinander hinzugefügt werden: »Achte beim Auffinden deines Platzes darauf, dass er deine Position in dem Team, deine Beziehungen zu den Teammitgliedern widerspiegelt.« Der Prozess gestaltet sich dann stärker fließend und in Bewegung, weil die beteiligten Personen ihre Positionen immer wieder korrigieren und damit Kettenreaktionen auslösen. Langsam kommt das Bild dann zur Ruhe. Zu diesem zusätzlichen Kriterium wird auch in der Rückmeldung von dem Platz aus ein Kommentar abgegeben.

An die Ist-Beschreibung wird unmittelbar eine Soll- Beschreibung angeschlossen. Sie wird von dem ursprünglich gefundenen Platz her entwickelt: »Angenommen, der jetzt angestoßene Entwicklungsprozess hat ein gutes Ergebnis, mit dem du voll und ganz zufrieden bist: Wo stehst du dann?« Auch von diesen neu entstandenen Plätzen aus gibt es dann die entsprechenden Rückmeldungen.

Anschließend an diese aktionsmethodische Phase folgen die üblichen Arbeitsschritte. Z. B. wird in Untergruppen oder in Einzelarbeit die Frage bearbeitet: »Was werde ich konkret tun, um die gute Entwicklung jetzt einzuleiten? Was kann ich selbst tun, was werde ich mit wem besprechen, planen, umsetzen?« Die Ergebnisse werden zusammengetragen und weiter ausgebaut. Am Ende werden – wie üblich – dann konkrete Vereinbarungen über Arbeitsschritte stehen.

Es zeigte sich in vielen Entwicklungsprozessen, dass gerade diese Form eines Einstiegs sehr lang wirkende Bilder erzeugt, auf die im Sinne einer Orientierung immer wieder Bezug genommen wird. Das rationale, emotionale und körperliche Erleben führt zu einer sehr wirksamen Orientierung auf die so entstandenen Ausrichtungen.

Rückbezügliches Kriterium: Die Positionierung einer Gruppe oder eines Teams kann auch in Bezug auf das Team selbst durchgeführt werden. Der in den Raum gelegte Gegenstand symbolisiert dann »unser Team« oder »das Leitbild unseres Teams«. Der Ablauf ist wie oben geschildert.

Paarberatung: Auch bei Paaren kann mit dieser soziometrischen Exploration gearbeitet werden. Es kann als Ausgangspunkt z. B. »das Ideal unserer Partnerschaft«, »unsere zukünftige Partnerschaft« oder auch ein gemeinsames Projekt (Geschäft, Reise ...) im Raum platziert werden. Beide Partner positionieren sich dann zum Thema und zum jeweils anderen. Auch dabei kann ein Lösungsbild erzeugt werden: »Wenn uns eine gute und erfüllende Entwicklung gelingt, wo stehe ich dann?« Mit den Ergebnissen wird dann im weiteren Prozess gearbeitet.

Führungsaufgaben: Soziometrische Explorationen können eine wirksame Methode sein, sollen Führungsaufgaben präzisiert und Inter-

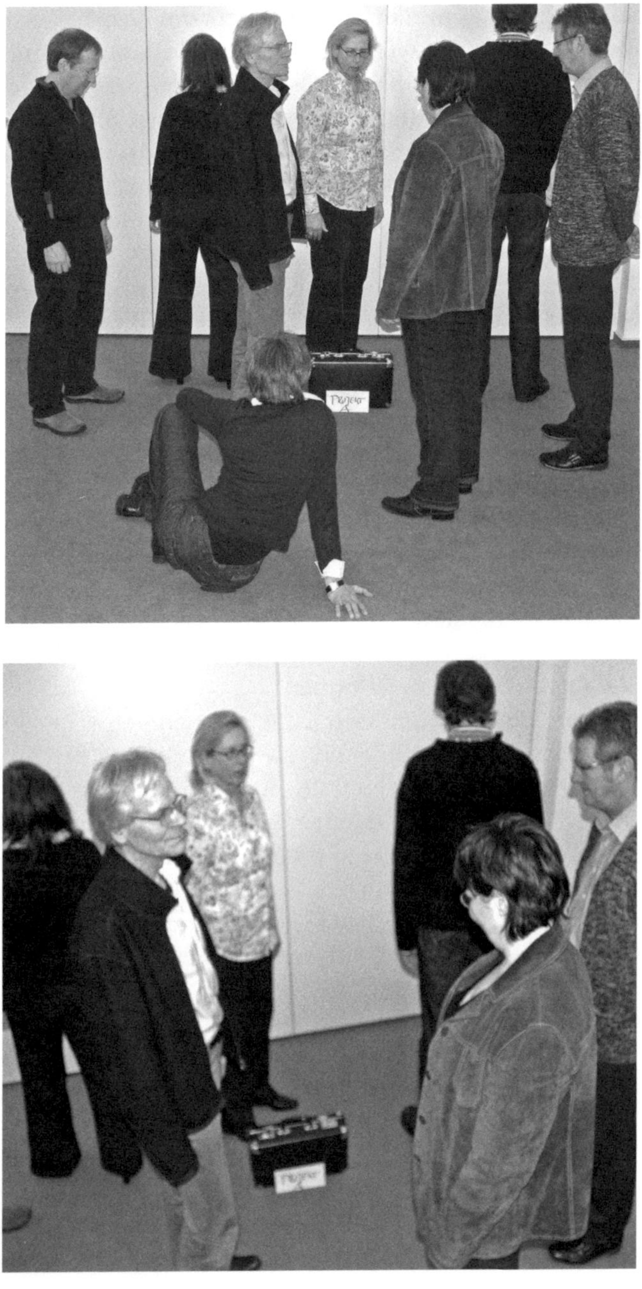

Abb. 4 a und 4 b: Aktionssoziometrie – Positionierung zu einem Thema

ventionen vorbereitet werden. Insbesondere die Zusammenstellung von Teams, die Personalkonstellation zur Bearbeitung von Aufgaben, Maßnahmen zur Vernetzung von Teammitgliedern, die Balancierung von gewachsener Erfahrung und neuen Impulsen u. v. a. m. lassen sich durch soziometrische Explorationen auf eine gute Grundlage stellen. Es ist für alle Beteiligten auf diesem Weg auch transparent zu machen, wie sich bestimmte Ausrichtungen und Entscheidungsprozesse entwickelt haben.

Oft gibt es den Einwand, dass man die Offenheit, die Aktionsmethoden benötigen, vielen Arbeitsgruppen nicht zumuten könne. Die Erfahrung zeigt, dass es eher eine Frage der Heranführung einer Gruppe an die soziometrischen Explorationen ist, die über die Akzeptanz entscheidet. Hier bieten sich Einstiege über die oben gezeigten aktionssoziometrischen Darstellungen von harten Daten oder auch über die Arbeit mit Bodenankern an.

Auch für all diese Formen der soziometrischen Exploration mit der Positionierung zu einem Thema gilt das Interventionskonzept: Sie lassen Momentaufnahmen emergieren, die sich schon durch den Vollzug wieder verändern.

3.3.6 Ergänzende Arbeitsformen

Rollenwechsel: Der Interventionscharakter soziometrischer Explorationen wird dann besonders deutlich, wenn während der soziometrischen Prozesse mit häufigen Rollenwechseln gearbeitet wird. Dies geschieht so, dass einzelne Gruppen- oder Teammitglieder gebeten werden, den Platz eines anderen probeweise einzunehmen und den Wahrnehmungen, Empfindungen, Gedanken auf diesem Platz nachzuspüren und sie zu äußern. Auf diesem Wege werden das gegenseitige Verstehen und die Vollständigkeit der Wahrnehmung gefördert.

Dieses Vorgehen bietet sich besonders dann an:

- wenn es große Unterschiede in der Vernetzung von Gruppen- oder Teammitgliedern gibt,
- wenn ein hohes Konfliktpotential zu vermuten ist, falls sehr unterschiedliche Positionen im Raum gewählt werden,
- wenn die Innen- und Außenorientierung der Gruppenmitglieder sehr unterschiedlich ist,
- wenn es große Unterschiede in der Dauer der Zugehörigkeit zu einem System gibt,

- wenn das allgemeine oder fachliche Engagement der Mitglieder eines Systems sehr unterschiedlich ausgeprägt ist,
- wenn sehr unterschiedliche Interessenlagen angenommen werden müssen u. Ä.

Beispiel: Es wechselt der am besten in der Gruppe Vernetzte (= viele Wahlen zu dem entsprechenden Kriterium) mit dem am wenigsten vernetzten Gruppenmitglied den Platz, beide nehmen die Rolle des anderen an, »sind« also kurzfristig der jeweils andere. In diesen Rollen können sie dann den Reaktionen auf den gegensätzlichen Positionen nachspüren. Dabei werden oft auch die ambivalenten Empfindungen, z. B. die Vor- und Nachteile einer intensiven oder lockeren Vernetzung, deutlich. Damit erhalten die Ressourcen der auf den ersten Blick weniger begehrten Plätze Aufmerksamkeit, wodurch sie dann besser in den Gruppenprozess einfließen können. Insgesamt erhöhen sich die Dichte und Stereoskopie der Wahrnehmung in der Gruppe.

Das unbewusste Kriterium: Binswanger (1985) hat aus einer tiefenpsychologischen Perspektive die Idee des »unbewussten Kriteriums« in die soziometrischen Explorationen eingeführt. Der Hintergrund ist, dass es bei den soziometrischen Wahlen immer auch unbewusste, verdeckte Kriterien gibt, nach denen die Wahl vollzogen wird. Dabei können Wünsche nach Nähe, aber auch Ärger und Neid oder der Wunsch nach Entschleunigung von Veränderungen u. v. a. m. bedeutsam sein.

Die im Alltag beständig getroffenen soziometrischen Wahlen sind von den unbewussten Kriterien natürlich besonders geprägt. In der soziometrischen Exploration regt das Kriterium »Auf wen bin ich heute besonders neugierig?« nach Einschätzung von Binswanger am ehesten solche unbewussten Wahlen an. Er legt den (alltäglichen) Wahlen ein Ambivalenzmodell zugrunde, das eine Dynamik von Veränderungswünschen und der Furcht vor Veränderungen beschreibt (Fokalkonfliktmodell von Stock-Whitaker a. Lieberman 1964). Für die soziometrischen Wahlen würde das unbewusste Kriterium z. B. für die Wahl eines Beraters oder eines Coachs lauten: »Wer hilft mir am ehesten zu verhindern, dass es wirklich zu der angestrebten Veränderung kommt?«

In den Prozessen soziometrischer Explorationen kann die Idee der unbewussten Kriterien dadurch eingeführt werden, dass gefragt wird: »Worum ging es dir bei deiner Wahl noch?« Ein anderer Weg ist der, aktionsmethodisch zu erkunden, welche die Wünsche im Zusammenhang mit dem anstehenden Entwicklungsprozess sind und welche Befürchtungen es gibt, wenn diese Wünsche tatsächlich wahr werden. Hierfür bieten sich als Grundstruktur z. B. Skulpturen, der Ambivalenzdiamant oder die Arbeit mit Zeitlinien an.

Territorigramm: Eine besondere Form soziometrischer Arbeit hat Gester (2001) entwickelt. Hier werden vor Beginn der Arbeit von jedem Mitglied eines Systems »Liliputs« angefertigt, das sind ca. 22 cm große, in Folie eingeschweißte beidseitige Ganzkörperfotos, die auf einem Metallfuß mit Namensschild stehen. Alle soziometrischen Explorationen können dann so durchgeführt werden, dass zuerst die Personen selbst ihre Plätze wählen und dann ihren Liliput dort entsprechend deponieren.

Durch dieses Hilfsmittel ergibt sich die Möglichkeit, ständig zwischen der Innenperspektive und der Außenperspektive zu wechseln. Die so entwickelten Arbeits- und Veränderungsschritte haben dann eine sehr hohe Stimmigkeit, da sie immer wieder aus den verschiedenen Perspektiven überprüft werden können. Sie können zudem systematisch immer weiterentwickelt werden, da die Konstellation mit den Liliputs über einen Arbeitsprozess erhalten bleiben kann.

Letztlich können diese Schritte auch mit Bodenankern oder Figuren etc. vollzogen werden, die jeder auf seinem Platz mit der entsprechenden Ausrichtung deponiert. Allerdings erhält der Prozess durch die persönlichen Liliputs, durch die Miniaturen der Echtpersonen und damit durch die leichte Erkennbarkeit der Einzelnen, einen deutlich höheren Bezug zu den handelnden Personen. Die Beziehungsebene rückt deutlich in den Vordergrund, und der Prozesscharakter der Veränderungen wird durch die fortgesetzten Entwicklungsschritte erkennbar.

Der soziometrischen Arbeit mit großen Gruppen wird damit effektiver und persönlicher.

4. Aktionsmethoden mit geometrischen Grundfiguren

Aktionsmethoden lassen sich auf unterschiedlichen geometrischen Grundfiguren aufbauen. Je nach der Wahl der Grundfigur ergeben sich andere Dynamiken und Ergebnisse. Die Wahl der Methode folgt wieder dem Anliegen und Ziel des oder der Klienten.

Die hier vorgestellten Aktionsmethoden lassen sich sowohl in der Einzelarbeit einsetzen als auch bei Team- oder Gruppenprozessen. Sie erkunden einerseits persönliche Themen der Biografie, der Lebensausrichtung u. Ä. In dem Kontext von Mehrpersonensystemen haben sie andererseits einen soziometrischen Anteil, da die Platzwahl bei den geometrischen Grundfiguren immer auch einen Bezug zu den Wahlen der anderen und damit zu der Beziehungsebene hat.

Sie haben sich zum Teil aus der Soziometrie entwickelt, sind dann jedoch auch sehr deutlich für die Bearbeitung individueller Lebensthemen zugeschnitten worden. Für die Beziehungen zu den anderen Aktionsmethoden (Aufstellungsarbeit, Skulpturarbeit, Vignetten) gelten die gleichen Überlegungen, wie für die Aktionssoziometrie.

Hier werden folgende Grundfiguren vorgestellt:

- Linie: die Lebenslinie
- Kreis: der Lebenszyklus
- Dreieck: die Polaritäten
- Quadrat/Raute: der Diamant der Ambivalenzen (das Tetralemma)
- Kurve: die Theorie U.

4.1 Die Lebenslinie

Die Grundlagen: Linien sind als Metapher für Lebensprozesse sehr plausibel. Die linear erlebte Zeit wird mit dem Vor-her und dem Nach-her ohnehin mit Hilfe räumlicher Präpositionen beschrieben. Metaphorische Auskleidungen der Grundform der Linie sind der Lebensweg oder die Straße des Lebens, die man entlangschreitet und die zu der Metapher des Lebens als einer Reise, einer Wanderung, einer Expedition u. Ä. führen.

Das alltägliche räumliche Erleben von Bewegungen wird aufgenommen und zur Reflexion der Fragen »Woher kommen wir?« und »Wohin gehen wir?« genutzt. Die tägliche Bewegung wird übertragen auf die Bewegungen durch unser Leben, durch unsere Lebenswelten. Fügt man dem Woher und Wohin noch die Fragen »Wozu?« und »Wie?« hinzu, ist das Panorama der menschlichen Sinnbestimmung geöffnet, die über die Beschreibung dieser Zusammenhänge möglich wird. Die plausibel erzeugten Zusammenhänge zu unserer Lebensgeschichte werden dann Biografie genannt. Die genannten Fragen richten die Aufmerksamkeit auf die entscheidenden Eckpunkte, auf die Referenzsysteme unserer Orientierung auf dem Lebensweg.

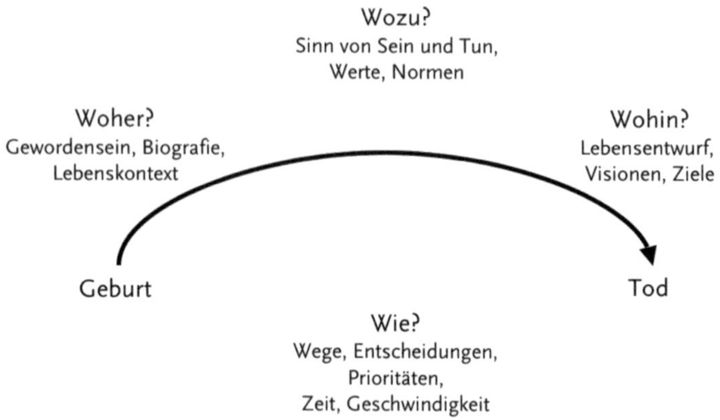

Abb. 5: Woher? Wohin?

Da die Themen »Sinnhaftigkeit« und »Lebensbalance« immer eine biografische, also zeitliche Perspektive haben, ist der Einsatz von Methoden angemessen und hilfreich, die dem Faktor »Zeit und Zeitläufe im eigenen Leben« eine darstellbare Metaphorik geben. Der Klient hat die Möglichkeit, im Raum seine Lebenslinie mit den entsprechenden Zwischenstationen abzulaufen, sich durch sein Leben zu bewegen und auf dem Platz des ausgewählten Zeitpunkts sein Zukunftsszenario zu entwickeln (das auch wieder mit Aktionsmethoden wie z. B. einer Skulptur entwickelt werden kann). Insgesamt wird der Lebensweg so in den Raum gebracht, dass ausführliche Erkundungen, Symbolisierungen, Dialoge zwischen den Lebenszeiten und die Entwicklung konkreter Schritte möglich werden.

Diese Methodik wird im Folgenden in ihren Einzelschritten dargestellt.

Die Arbeit mit der Lebenslinie ist in vielen Varianten bekannt. Es sind Formen der grafischen Darstellung, des Malens und Zeichnens der Lebenslinie gebräuchlich. Dabei liegt dann der Schwerpunkt auf der Symbolik der Darstellung. Sie wird in Bezug gesetzt zu bestimmten Aspekten des Lebensprozesses, z. B. auf die Entscheidungspunkte im Leben, auf die Hochs und Tiefs und auf ihre symbolischen Ausgestaltungen. Dadurch lassen sich Muster der Lebensgestaltung beschreiben, wie z. B. sehr starke Auf- und Abschwünge, hohe Frequenzen von Veränderungen, Ähnlichkeiten und Unterschiede der beruflichen und privaten Lebensprozesse, Abbrüche von Kontinuitäten etc.

Die hier beschriebene aktionsmethodische Variante basiert auf einem einfachen Grundmuster, das den Charme hat, mit vielen anderen Methoden verbunden werden zu können:

- Inszenierungen in Form kleiner psychodramatischer Vignetten oder in Form von Skulpturen können die Entwicklung einzelner Schritte begleiten.
- Verschiedene Methoden zur Entwicklung von Zukunftsszenarien sind integrierbar (z. B. Aktionsmethoden wie die Skulptur, Zeichnen und Malen).
- Die Körperwahrnehmung kann bewusst fokussiert und für die angestrebten Entwicklungsprozesse genutzt werden.
- Der sprachliche Teil der Arbeit kann mit systemischen, zirkulären Fragen gestaltet werden.
- Viele Methoden der Biografiearbeit finden einen guten Platz, z. B. die Arbeit mit Gegenständen, Bildern, Literatur, Musik etc.
- Die Arbeit mit Symbolen oder Bildpostkarten lässt sich integrieren u. v. a. m.

Die Methode der Lebenslinie ist besonders dann geeignet, wenn Themen zu bearbeiten sind wie z. B.:

- die (Neu-)Ausrichtung der privaten und/oder beruflichen Entwicklung

- die Entwicklung von neuen Zielen oder Teilzielen
- die Verbesserung der erlebten Stimmigkeit des beruflichen oder privaten Lebens
- die Konkretisierung eines anstehenden Entwicklungsprozesses
- die Überwindung des Stockens von Entwicklungsprozessen.

Ein Frage als Leitfaden dafür ist: »Was muss von heute bis dahin noch geschehen, damit mein (Berufs-)Leben Sinn ergibt und in einer guten Balance verläuft, damit ich hier zum Zeitpunkt Sterbens sagen kann, es war ein erfülltes (Berufs-)Leben?«

Die Bearbeitung dieser Themen mit der Lebenslinie kann sowohl in Ein-zu-eins-Settings (Beratung Therapie, Coaching) mit Hilfe von Bodenankern wie auch als Einzelarbeit im Rahmen einer Gruppe unter Einbeziehung von Gruppenmitgliedern als Hilfs-Ich für den Protagonisten erfolgen.

Das Grundmuster der Arbeit mit der Lebenslinie: Nach der Klärung von Anliegen, Fragen und Zielen des Klienten wird der Einstieg durch die Konstruktion einer Linie gestaltet, die durch den Raum gelegt und markiert wird. Lage und Richtung werden vom Klienten bestimmt. Als Materialien eigenen sich dafür leicht lösbares Klebeband, Seile, Moderationskarten u. Ä.

Auf der Linie wird die Gegenwart so markiert, dass ein Teil der Linie (ca. 10 bis 20 %) die Vergangenheit, der übrige Teil die Zukunft darstellen, wobei der Klient zunächst entscheidet, an welchem Ende sich für ihn die Vergangenheit und an welchem die Zukunft befinden. Der Zeitraum der zu betrachtenden Zukunft muss definiert werden. Abhängig vom Anliegen des Klienten sind manchmal zwei Jahre sinnvoll, manchmal sind es zwei Jahrzehnte z. B. bis zu einem markanten Ereignis (50. Geburtstag, Jahr der Verrentung ...), manchmal ist es das Leben insgesamt bis zum Zeitpunkt des Todes. Es gilt als Faustregel, dass bei kürzeren Zeitspannen die Ergebnisse der Arbeit für den Transfer in die Umsetzung konkreter werden. Je länger die Zeitspanne ist, umso eher sind die übergeordneten Lebensthemen, die Werte, Lebensziele u. Ä. im Zentrum der Aufmerksamkeit.

Die Markierungen der Lebenslinie im Raum und die jeweiligen Zuordnungen der biografischen Daten werden mit dem Klienten zusammen erarbeitet. In diesem Arbeitsschritt werden auch wichtige Wegmarken zusammengetragen, die für den zukünftigen Lebensweg bedeutsam sein werden und die schon absehbar sind (wie z. B. besondere Geburtstage, Jubiläen, Umzüge, Arbeitsplatzwechsel, Höhepunkte der Karriere, bedeutsame Entscheidungen ...). Es sind also eher Lebenszeitpunkte zu wählen, die mit einer besonderen emotionalen und existentiellen »Aufladung« verbunden sind. Entsprechend diesen Ereignissen werden der Lebenslinie zur Einteilung des Zukunftsstrahls Jahreszahlen zugeordnet.

Wenn die »Markierungsarbeiten« abgeschlossen sind, startet der Klient mit dem Prozess auf dem Platz der Gegenwart.

Grundprinzip ist, dass allen Aspekten, die als bedeutsam herausgearbeitet werden, konkrete Plätze zugeordnet werden, mit einem konkreten Bezug zu Lebenslinie (Nähe und Abstand, Zuwendung und Abwendung, zeitliche Ausrichtung).

Das Grundmuster der Arbeit beinhaltet folgende Schritte, die dann methodisch unterschiedlich ausgestaltet werden können:

- *1. Schritt:* Positionierung des Klienten auf dem Platz der Gegenwart auf der Lebenslinie: »Nimm deinen Platz in der Gegenwart ein, stell dich auf den Platz, der für das Jetzt steht. Horche in dich hinein, und werde gewahr, was das Besondere an Deiner derzeitigen Situation ist.«

- *2. Schritt:* In dem folgenden Schritt werden die biografisch wichtigen Ereignisse und Dynamiken aktiviert. Dabei sollte die Fokussierung so gewählt werden, dass solche Aspekte in den Vordergrund kommen, die für die zukunftsbezogene Frage des Klienten von Bedeutung sind: »Welche wichtigen Ereignisse, Menschen, Entscheidungen ... aus deiner Geschichte erscheinen dir für deine heutige Frage bedeutsam? Was wirkt in deiner Wahrnehmung eher förderlich, was eher hinderlich für deinen weiteren Weg?«

  Dazu kann der Klient eingeladen werden, sich auch körperlich umzudrehen, um in seine Vergangenheit schauen zu können. Dies dient auch der Einstimmung in die Metaphorik der Lebenslinie, in der Zeit auch körperlich nachvollzogen wird.

  Ergebnis dieses Schrittes sollte es sein, dass wichtige Aspekte der Vergangenheit einen Platz in Bezug auf die Lebenslinie und auf die Frage des Klienten erhalten haben, entweder in Form eines Bodenankers oder – wenn verfügbar – in Form einer

Person, die den vom Klienten zugewiesenen Platz mit der entsprechenden Körperhaltung, Gestik etc. einnimmt.

Wichtig ist es bei diesem Schritt, auch Ressourcen zu erarbeiten, die für die anstehenden Entwicklungsschritte hilfreich sein können. Das sind z. B.:

- Fähigkeiten, die in der Vergangenheit schon einmal wirksam waren
- persönliche Merkmale, die aktiviert werden können Erfahrungen, die für die angestrebten Entwicklungen eingesetzt werden können
- Menschen, die einen wichtigen Einfluss hatten und Unterstützung gegeben haben
- Vorbilder.

Diese biografisch abgeleiteten Ressourcen erhalten ebenfalls einen Platz in Bezug zu der Lebenslinie. Viele andere Formen der Biografiearbeit können hier eingesetzt und angekoppelt werden (wichtige Musik, Filme, Literatur etc., Leitbilder, Hobbys, Orte, Werteorientierungen ...).

Liste Biografiearbeit: Für die Integration in die Aktionsmethoden werden die Ergebnisse dieser Arbeitsschritte gebündelt, und den Kondensaten werden Plätze und Positionen zugewiesen. Auf diesem Weg werden oft verlorengeglaubte Ressourcen, kreative Elemente, überraschende Funde u. Ä. entdeckt, die für die anstehende Entwicklung hilfreich oder nützlich sind. Es wird auch deutlich, in welchem Rahmen und mit welchen thematischen Auskleidungen die zukünftigen Entwicklungen besonders stimmig und erfüllend sein werden, z. B. durch die Platzierung wichtiger Werte, bislang nicht ausreichend gelebter Anteile und wirkungsvoller Sehnsüchte. Wichtig ist wegen der Fülle und Unübersichtlichkeit des zusammengetragen Materials dann die Fokussierung auf einige wenige Aspekte, die für die Fragestellung besonders bedeutungsvoll sind.

- *3. Schritt:* Der Blick wendet sich nun in die Zukunft. Der Klient wird eingeladen, die Metapher der Linie, des Weges im Vollzug der körperlichen Bewegung zu erfahren. Dieser Abschnitt hat einen eher meditativen Charakter, d. h., der Klient geht langsam und gesammelt die Lebenslinie entlang und versetzt sich innerlich in den zeitlichen Entwicklungsprozess. »Bitte gehe jetzt deinen hier im Raum skizzierten Lebensweg. Sei ganz aufmerksam, spüre, horche in dich hinein. Lass es still werden in dir. Geh deinen Weg in dem Tempo, das dir angemessen erscheint, halt inne, wenn du einer Idee, einer Empfindung nachspüren willst.«

Wenn der Klient an dem Ort angekommen ist, der das angestrebte Zukunftsszenario markiert, hält er an und wird nach wichtigen Erlebnissen auf dem Weg gefragt. Das können z. B. sein Entscheidungen, die in der Wahrnehmung des Weges zu einem bestimmten Zeitpunkt gefallen sind Hindernisse, Schwierigkeiten, die aufgetaucht sind Aktivitäten, die begonnen oder beendet worden sind Menschen, deren Bedeutung sich verändert hat. Gegebenenfalls werden solche Ereignisse dann mit entsprechenden Hinweisen auf der Lebenslinie im Raum markiert.

- *4. Schritt:* An dem Platz, der die angestrebte Zukunft markiert, wird ein konkretes Zukunftsszenario entwickelt. »Angenommen, dir ist eine erfolgreiche Entwicklung deiner Ziele gelungen, und du bist jetzt im Jahr ... angekommen, wie sieht dein Leben jetzt konkret aus?« Oder: »Wir sind jetzt in der Zeit unmittelbar nach deinem Ausstieg aus dem Berufsleben. Du bist zufrieden mit dem, wie es war, und du blickst auf die vergangenen Jahrzehnte zurück: Was ist in deinen Berufsjahren passiert, was hast du gemacht, dass du heute sagen kannst, es war ein erfülltes Berufsleben, es hat sich gelohnt, dass ich mich engagiert habe?«

  Auf der Basis dieser Frage wird mit dem Klienten ein Gespräch (vorzugsweise mit systemischen Fragen) geführt. Das Gespräch findet in der grammatischen Form des Präsens statt, d. h., Klient und Gesprächspartner befinden sich gemeinsam in der erfolgreich vollendeten Zukunft. Entscheidend für die lebendige und konkrete Imagination ist es, diese grammatische Form beizubehalten und aus dem möglicherweise eingesetzten Konjunktiv oder aus dem Futur immer wieder ins indikativische Präsens zu wechseln.

  Die Imagination der Lösungszukunft wird dadurch weiter unterstützt, dass sehr konkrete, »drehbuchgenaue« Beschreibungen entwickelt werden. Zudem werden verschiedene Sinneskanäle angesprochen, die die Lösungszukunft wahrnehmen: »Wie siehst du jetzt aus mit … Jahren? Mit welchen Farben kleidest du dich? Welche gesundheitlichen Stärken und welche Schwächen hast du? Hast du dein Parfum gewechselt? …«

Wichtig sind außerdem die emotionalen Reaktionen (Stolz, Freude, Zufriedenheit …) und die Bewertungen der Lösungen: »Was machst du konkret, was machen andere, wie reagierst du darauf? Welche Verhaltensweisen, welche Gefühle zeigst du wem, wo, wie? Worauf bist du besonders stolz, was freut dich am meisten? Was hören und was sehen andere von dir? Wie bewertest du und wie bewerten andere dieses Ergebnis, das du jetzt hier erreicht hast?«

Durch das Gespräch auf dem Platz der Zukunft entsteht ein konkretes, vielschichtiges Szenario der Zukunft.

Aktionsmethodisch können insbesondere bei diesem 4. Schritt zusätzliche Varianten genutzt werden. Für das Szenario der Zukunft kann auf dem entsprechenden Platz eine Skulptur errichtet werden (hierfür sind dann andere Personen notwendig). Bestandteile der Skulptur sind die wichtigen Aspekte des Lösungsszenarios. Neben dem »Klienten, der die Lösung erfolgreich entwickelt hat«, sind die neuen oder verstärkt genutzten Fähigkeiten, die konkreten Ergebnisse, die Zufriedenheit, die verbesserte Energie, wichtige Bezugspartner etc. in der Skulptur zu verbauen (zum Ablauf s. Kap. 6).

Als andere Aktionsmethode bieten sich kurze psychodramatische Vignetten an, also Inszenierungen, die den Klienten in seinem konkreten Verhalten zeigen. Hier können die Rollen von anderen Personen oder in einem Einzelsetting auch vom Berater übernommen werden (s. Kap. 5).

Ein weiterer aktionsmethodischer Zugang ist die soziometrische Erkundung der Lösungszukunft, z. B. durch ein soziales Atom: Wer steht wo und in welchem Abstand? Oder: Welche Themen stehen wo und in welchem Abstand?

Der 4. Schritt erzeugt also mit unterschiedlichen Methoden ein intensives Erleben in einem Zukunftsszenario, das als erfolgreich, erfüllt, stimmig o. ä. bewertet wird. In dem folgenden Schritt wird diese Weisheit der gelungenen Zukunft dafür genutzt, die ersten Schritte für die Gegenwart und die nahe Zukunft abzuleiten.

- *5. Schritt:* Dieser Schritt wird in einem Dialog des Klienten in seinen zwei »Aggregatzuständen« vollzogen: zwischen dem Klienten in seiner aktuellen Gegenwart und dem Klienten in dem soeben erarbeiteten Zukunftsszenario. Dabei bietet es sich an, dass der Berater jeweils eine der Rollen in dem Dialog übernimmt. Ziel dieses Dialoges ist es, konkrete Schritte abzuleiten, die auf das Zukunftsszenario hinführen.

  Zum Einstieg in diesen Dialog kann der Berater an den Klienten in dem Zukunftsszenario die Frage richten, was er seinem aktuellen Ich raten würde zu tun, um die erfolgreiche Entwicklung einzuleiten:
  - »Bitte erinnere dich: Was hast du damals getan, um heute hier so erfüllt und erfolgreich dein Leben zu gestalten? Was würdest du dir selbst raten zu tun?«
  - »Was war im ›Rückblick‹ von diesem Platz damals der erste Schritt, der dir die weitere Entwicklung eines erfüllten (Berufs-)Lebens ermöglicht hat?«

Wichtig ist, dass der Klient alle Fragen, die er an einen seiner »Aggregatzustände« richtet, nach einem Rollenwechsel selbst beantwortet. Der Berater bzw. Coach nimmt die jeweils freien Rollen oder Plätze ein und wiederholt jeweils das, was der Klient auf diesem Platz gesagt oder gefragt hat. Auf diese Weise entsteht ein Dialog, dessen Anteile jedoch ausschließlich vom Klienten in der jeweiligen Rolle erzeugt werden. Dem Berater kommt die wichtige Aufgabe zu, es dem Klienten zu ermöglichen, die Fragen und Antworten nicht nur selbst auszusprechen, sondern sie auch zu hören.

Auf diesem Weg kann der Klient seiner »zukünftigen Weisheit« aus seiner Gegenwart heraus alle denkbaren Fragen stellen: »Wie hast du das damals gemacht, um den ersten Schritt zu gehen? Wie hast du den Mut dafür aufgebracht? Was hat dir damals besonders geholfen? Was würdest du mir jetzt raten, als Erstes zu tun? Was sollte ich auf alle Fälle lassen? Was muss ich sicher bewahren und auf dem anstehenden Weg mitführen?« usw. Die Antworten gibt sich der Klient nach dem Wechsel in das Zukunftsszenario selbst, er hört sie anschließend auf dem Platz der Gegenwart, wenn der Berater dann die Rolle im Zukunftsszenario einnimmt und die Antwort wiederholt.

Der Klient steht zum Ende dieses Dialogs an dem Platz seines gegenwärtigen Ich.

Ein technischer Hinweis: Der Berater übernimmt zwischendurch Rollen des Klienten, hat jedoch weiterhin seine moderierende, professionelle Rolle inne. Um Verwirrungen zu vermeiden, wird dies dadurch markiert, dass von den Plätzen der eingenommenen Rollen aus nur die Sätze des Klienten wiederholt werden und dass alle Beiträge, Anmerkungen und »Regieanweisungen« aus der Rolle des Beraters sehr konsequent von anderen Plätzen aus gesprochen werden.

In diesem 5. Schritt können die Ergebnisse unterschiedlich stark konkretisiert werden. Ziel ist es, zumindest erste wirklich konkrete Schritte zu erarbeiten, die auch schriftlich fixiert werden können.

- *6. Schritt:* Der Klient schaut sich von seinem Platz der Gegenwart das entstandene Szenario an, geht in einem stillen Moment die Facetten der Darstellung durch und nimmt das entstandene Bild in sich auf. Abschließend werden gegebenenfalls vorhandene Mitspieler aus ihren Rollen entlassen.

4.2 Der Lebenszyklus

Zyklische Modelle lassen Leben als einen kreis- oder spiralförmig angelegten Prozess von Werden und Vergehen, Wachsen und Ernten, von Tag und Nacht, von Jahreszeiten etc. konzipieren, und sie evozieren entsprechende Bilder. Sie regen andere räumliche Metaphern und Szenarien von Zeitprozessen an als z. B. Linien.

Im Lebenszyklus treten oft Ereignisse in den Vordergrund, die die Dynamiken der gegenwärtigen Lebensphase zum Thema haben, die Besonderheiten der Beziehungen, die (anstehenden) Veränderungen und Entwicklungen, die Übergänge von einer Phase in eine nächste. Die Arbeit mit dem Lebenszyklus fokussiert stark auf die zentralen Fragen von Identität, Lebensbestimmung und Sinn. Geschwindigkeiten, Be- und Entschleunigungen, Oszillationen und ihre Frequenzen charakterisieren die Bewegungen durch die Zyklen.

Ausgangspunkt der Methode des Lebenszyklus sind die vielfältigen natürlichen Zyklen, wie Jahreszeiten, Tageszeiten, biologische Zyklen, Wachstumszyklen etc. Diese Art von Zyklen werden verbunden mit den Lebensprozessen von Menschen, die in ihrem Leben unterschiedliche Phasen durchlaufen. Sie werden vor neue Herausforderungen gestellt, die sie bewältigen, und dann ziehen sie weiter; Erfahrungen reifen, Erfahrungsschätze werden vergrößert und werden in einen nächsten Zyklus eingebracht. Kindheit, Jugend, Single-Dasein, Paarbeziehungen, Elternschaft, Abschied aus der Elternzeit, Alter ... verlangen einen häufigen Neubeginn und viele Abschiede. Aber auch die täglichen Zyklen, das morgendliche Aufwachen, das Aufnehmen der Kontakte mit der Welt und den Menschen, das Leben mit den anderen, die Zeiten des Alleinseins, die kleinen Abschiede, das Wieder-nach-Hause-Zurückkehren, das Wieder-zu-sich-selbst-Kommen ...

Alle Zyklen mit kürzeren oder längeren Oszillationen haben diese Dynamiken des Beginns und des Abschieds. Menschen können sich nicht *nicht* verändern, sie durchlaufen Lebensphasen, die ihnen Neues abverlangen. Hale (1987, 1994) hat dieses zyklisches Modell in Anlehnung an den »healing circle« von Mosher (1990, zit. bei Hale) erarbeitet (s. Abb. 6). Er wurde für die Arbeit mit Gruppenprozessen entwickelt (»soziometrischer Zyklus«) und dann zusätzlich auf die Arbeit mit Einzelnen und Paaren übertragen.

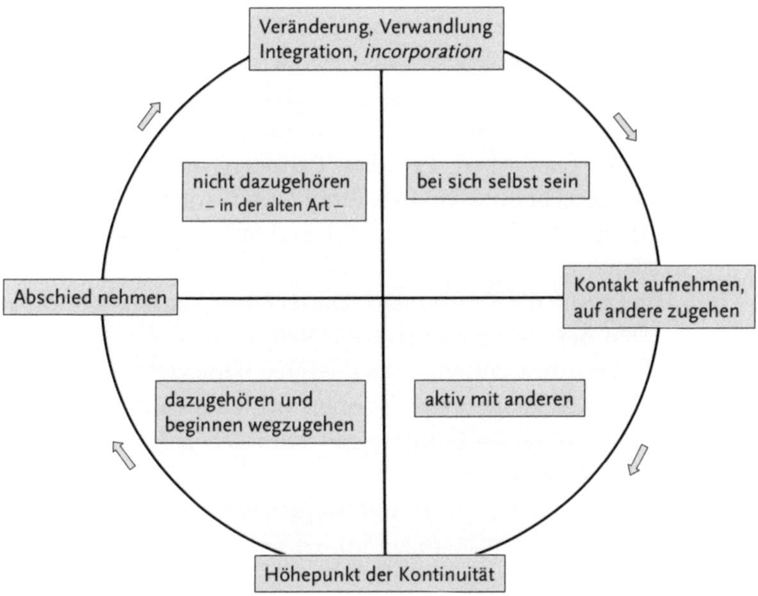

Abb. 6: Lebenszyklus (nach Hale 1994)

Vorbereitung für die Arbeit mit dem Lebenszyklus: Der Zyklus wird im Raum markiert (Radius ca. 1,80 m), so dass er von dem Klienten direkt durchlaufen werden kann. Er besteht aus den vier bezeichneten Feldern, deren Nahtstellen eine besondere Bedeutung zukommt. Sie werden im Folgenden erläutert.

- »bei sich selbst sein«: Der Ausgangspunkt der aktionsmethodischen Arbeit ist das Feld »bei sich selbst sein«. Es steht für Zeiten mit dem Erleben von großer Stimmigkeit und Balance, dem Ruhen in sich, von innerer Sammlung und Achtsamkeit. Die eigenen Ausrichtungen und Bedürfnisse werden wahrgenommen. Der Bogen von Vergangenheit, Gegenwart und Zukunft wird als reich wahrgenommen: »Das ist mein Leben.« Auf dieser Basis wird der Kontakt zu anderen aufgenommen.
- »Kontakt aufnehmen, auf andere zugehen«: Der erste Übergang ist gekennzeichnet durch die Aufmerksamkeit für andere Menschen, die Entscheidung für die Gestaltung von Beziehungen, von gemeinsamem Erleben. Dies können die Kontakte in den täglichen Zyklen sein, es kann der Beginn neuer Arbeitsphasen oder neuer Beziehungsphasen oder Beziehungen sein.
- »aktiv mit anderen«: Hier werden Zeiten verortet, die durch das gemeinsame Erleben und Handeln gekennzeichnet sind. Die Energien fließen durch die Beziehungen, durch Kommunikation und Interaktion. Gemeinsames, Kreatives, Lebendiges entsteht. Teamarbeit, Projekte, Partnerschaften, Familienbeziehungen, Freundschaften durchlaufen solche Phasen, die oft als belebend, anregend, leidenschaftlich wahrgenommen werden.
- »Höhepunkt der Kontinuität«: Dieser Übergang bezeichnet das Erleben, dass Beziehungen etwas Vertrautes, Verlässliches und Gewohntes bekommen, dass Energien ohne viel Anstrengung fließen. Alle kennen sich, können sich »die Bälle zuspielen«. Die lange Weile der Beziehungen kann sich in das Erleben von Langeweile verändern.
- »dazugehören und beginnen wegzugehen«: In diesem Feld deuten sich Veränderungen immer deutlicher an. Die bislang wichtigen Beziehungen und Abläufe passen zunehmend weniger. Reibungen und Konflikte werden häufiger und intensiver. Dabei sind es oft bestimmte Rollen und Funktionen, die nicht

mehr passen, z. B. unausgesprochene Funktionen in einem Team, Rollen in einer Partnerschaft, Anteile der Elternschaft, die nicht mehr zu den älter werdenden Kindern passen u. Ä. In dem Feld ist oft die Tendenz spürbar, das Gewohnte, das Wertvolle zu erhalten. Es ist auch das Feld der inneren Auseinandersetzung über notwendige und mögliche Veränderungen. Das Erleben ist durch Ambivalenz gekennzeichnet, durch Befürchtungen einerseits und Hoffnung andererseits.

- »Abschied nehmen«: Wenn sich im vorherigen Feld die Situation geklärt hat, kann der bewusste Abschied genommen werden. Das kann ein Abschied sein, der zu einem Weggehen aus Beziehungen, aus Teams, aus Arbeitssituationen etc. führt. Häufiger ist es ein Abschied aus Rollen, Funktionen, Verantwortlichkeiten, Gewohnheiten etc. Der Schritt ist oft schwer, weil er mit Trauer verbunden ist und Ungewissheit oder Orientierungslosigkeit drohen könnte.
- »nicht dazugehören – in der alten Art –«: es ist das Feld des Nicht-mehr-/Noch-nicht-Erlebens, in dem oft das Erleben von Unsicherheit, Orientierungslosigkeit, Einsamkeit und auch von Angst im Vordergrund stehen kann. Hier werden die Unsicherheiten auf der Beziehungsebene deutlich, die daraus resultieren, dass sich an der Qualität der Beziehungen etwas ändern wird oder dass Beziehungen auch ganz zu Ende gehen. Es ist das Feld des Rückblicks einerseits und des wieder Zu-sich-selbst-Kommens andererseits.
- »Veränderung, Verwandlung, Integration, *incorporation*«: An diesem Übergang verdichtet sich die Erfahrung des durchlaufenen Zyklus und wird Teil des Erlebens des individuellen Lebensprozesses: »Auch das ist mein Leben«. Die beglückenden und schmerzhaften Erfahrungen erhalten einen guten Platz in der Erinnerung, die Biografie als das erzählte Leben wird um ein Kapitel erweitert.

Der Arbeitsprozess: Die Arbeit mit dem Lebenszyklus kann mit Einzelnen, Paaren, Gruppen und Teams durchgeführt werden. Hier wird zunächst die Einzelarbeit dargestellt, anschließend die Varianten für andere Arbeitskonstellationen.

- *1. Schritt:* Nachdem der Zyklus im Raum installiert ist (Markierungen und Bezeichnungen), werden die Felder und Übergänge erläutert. Aus der vorher durchgeführten Klärung von Anliegen, Ziel und angestrebtem Ergebnis des Arbeitsschrittes wird ein Kriterium abgeleitet, mit dem in dem Zyklus gearbeitet wird.

Das Kriterium kann allgemein sein, wie z. B. »meine derzeitige Lebenssituation«. Es kann sich aber auch auf spezielle Fragestellungen beziehen, wie »Meine berufliche Situation, meine berufliche Entwicklung«, »Meine Partnerschaft«, »Meine Entwicklung in dem Team XY«, »Meine Gesundheit« etc.

Wichtig ist es, das Kriterium zu benennen, damit der Prozess der inneren Suche fokussiert werden kann, der durch den Zyklus angeregt wird. Der Klient wird gebeten, mit seinem Kriterium den Zyklus im Uhrzeigersinn langsam und gesammelt zu durchlaufen. Alle Felder sollen durchlaufen werden, »Abkürzungen« (z. B. die oft beliebten Umwege um den Abschied) sind nach den Regeln des Zyklus nicht zugelassen: »Bitte vergegenwärtige dir dein Thema. Durchlaufe gesammelt den Zyklus im Uhrzeigersinn. Spüre nach, wo der Platz ist, wo etwas in dir signalisiert: ›Hier ist es passend.‹ Nimm dir die Zeit, die du brauchst. Durchlauf den Zyklus mindestens einmal ganz, bevor du für dein Thema einen Platz markierst. Bleib dann an dem Platz stehen, wenn du ihn beim zweiten oder dritten Durchlauf gefunden hast.«

Durch die körperliche Bewegung in dem Zyklus, verbunden mit den Benennungen der Felder und Übergänge, gelingt besonders eindrücklich eine fundierte, emotionale Fokussierung auf die anstehenden Schritte in Bezug auf Sinnfragen und Balancen. Klienten finden i. d. R. sehr intuitiv einen für das Thema passenden Platz. Oft erfahren sie dabei, dass sie in der körperlichen Wahrnehmung des Zyklus einen anderen Platz gefunden haben, als sie das zunächst aus der Außenperspektive gedacht hatten. Gelegentlich erscheinen zwei Plätze passend, dann ist es sinnvoll, die sich darin zeigenden Anteile eines Themas zu trennen und mit den zwei Plätzen dann weiterzuarbeiten.

- *2. Schritt:* Der Klient wird gebeten, über die Wahrnehmungen, Einfälle, emotionalen und körperlichen Reaktionen etc. von dem gefundenen Platz aus zu berichten. In einem Gespräch (systemische Fragen) werden die Zusammenhänge beschrieben, die Geschichte des Platzes erzählt und die anstehenden Entwicklungen eruiert, z. B.:

- »Was ist das Besondere an diesem Platz? Welche Energien stecken da, welche Blockaden?«
- »Wie lange bist du schon dort? Kennst du den Platz gut?«
- »Was steht konkret an zu tun?«
- »Was hast du zu gewinnen, was zu verlieren, wenn du weitergehst?«
- »Wie bist du in früheren Zyklen weitergegangen, was hat sich bewährt?
- »Auf welchen Plätzen stehen nach deiner Einschätzung die anderen Menschen, die für deine Frage wichtig sind? Was meinen, empfinden, denken die über deinen Platz?«

Die letzten Fragen können auch dazu genutzt werden, die Plätze der für das Anliegen wichtigen Beziehungspartner in dem Zyklus zu markieren. Später ist es dann möglich, die Perspektiven von diesen Plätzen für die Entwicklung von Lösungen einzubeziehen.

Das Gespräch wird zunächst zwischen Klient, der im Zyklus steht, und dem Berater geführt. Der Klient wird dann gebeten, sich die Situation aus der Außenperspektive zu betrachten. Dazu kann sich der Berater zwischenzeitlich auf den vom Klienten gewählten Platz stellen und einen charakteristischen Satz aus der Beschreibung des Platzes wiederholen (z. B. »Hier stehe ich schon lange, kriege meinen Fuß nicht hoch, obwohl ich voller Energie stecke«). Das Gespräch führt der Berater dann wieder aus seiner Außenperspektive weiter.

- »Welche neuen Ideen sind in dir entstanden, als du dich von außen beobachtet hast?«
- »Wie müsste die Geschichte, aus dieser Perspektive betrachtet, weitergehen?«

• *3. Schritt:* Zur Entwicklung von Lösungen ist es hilfreich, neben der Außenperspektive die Zukunftsperspektive einzuführen. Dazu nimmt der Klient zunächst wieder den gewählten Platz ein. Er wird dann eingeladen, »probeweise« die anstehenden Entwicklungen durch eine Vorwärtsbewegung im Zyklus zu vollziehen. »Angenommen, du findest einen guten Weg, um mit deinem Thema weiterzukommen. Erkunde den dann folgenden Übergang bzw. das dann folgende Feld, und finde dort einen neuen Platz.« Das dann folgende Gespräch zwischen Berater und Klient soll Ideen zu diesem zukünftigen Platz erzeugen:

- »Welche Wahrnehmungen, Empfindungen, Ideen, Impulse stehen jetzt im Vordergrund?«
- »War es leicht oder nicht so leicht, hierher zu kommen?«
- »Wirst du hier eher länger oder eher kurz verweilen?«
- »Was ist wichtig hier zu tun, was solltest du auf diesem Platz auf keinen Fall versäumen, sondern aufmerksam und gesammelt erfahren?«

• *4. Schritt:* Die beiden Plätze treten miteinander in einen Dialog. Dies geschieht – wie bei der Lebenslinie – durch fortgesetzte Rollenwechsel des Klienten zwischen seinen beiden »Aggregatzuständen« auf den beiden Plätzen. Ziel ist es, von dem zukünftigen Platz Ideen zur Gestaltung des nächsten konkreten Schritts zu generieren: »Wenn du aus diesem Feld zurückschaust: Was hast du gemacht, um in deinem Zyklus den nächsten Schritt gut machen zu können? Welche Ressourcen hast du mobilisiert, welche Erfahrungen hast du dir in Erinnerung gerufen?«

In einem Dialog zwischen den beiden Plätzen können dann von dem zuerst gewählten Platz aus Fragen gestellt werden an das Ich auf dem nächsten Platz im Zyklus, also auch hier Fragen an die zukünftige Weisheit. Der Berater übernimmt in diesem Dialog abwechselnd die Rollen (zum Procedere vgl. Arbeit mit der Lebenslinie, Abschnitt 4.1). Auf diesem Weg kann der Klient seine nächsten Schritte klären, sie konkret im Dialog beschreiben, er kann Fragen stellen und sich selbst Antworten aus seiner zukünftigen Weisheit geben und kann diese Antworten dann auf dem ursprünglich gewählten Platz anhören.

Dabei ist Folgendes zu beachten: Häufig konzentriert sich die Arbeit auf dem Zyklus auf die Felder zwischen »dazugehören und beginnen wegzugehen« und »Veränderung ...«, da hier die als zyklisch gedachten Lebensprozesse am häufigsten stocken. Der Dialog zur Erarbeitung der zukünftigen Schritte sollte jedoch nicht aus dem Feld des »nicht dazugehören ...« geführt werden, weil hier die vorherrschende Wahrnehmung häufig von Orientierungslosigkeit, oft auch Lähmung geprägt ist. Es ist dann sinnvoll, »probeweise« das Voranschreiten bis in das Feld des »bei sich selbst sein« gehen zu lassen: »Angenommen, du findest eine gute Möglichkeit, all das, was du auf diesem Weg erlebt und erfahren hast, in dich aufzunehmen und als Teil deines Lebens zu verstehen und wertzuschätzen. Du kommst dann in diesem Feld ›bei sich selbst sein‹ wieder an. Nimm probeweise deinen Platz hier ein.« Der Dialog wird dann aus diesem Feld geführt.

- *5. Schritt:* Der Klient nimmt abschließend seinen eingangs gewählten Platz ein, geht in einem stillen Moment die Facetten der Bewegungen und Dialoge durch, durchschreitet den Zyklus dabei bis zu dem Feld »bei sich selbst sein« und nimmt das entstandene Bild als »innere Landkarte« in sich auf.

Ein Beispiel: Ein 41-jähriger Klient kam wegen erheblicher Spannungen in seinem Leitungsteam. Er sah sich durch die andauernden Konflikte in seinem Engagement blockiert, fühlte sich energielos, lag nachts oft wach und hatte seit einigen Monaten massive Symptome seiner (bekannten) Neurodermitis. Er hatte vor zwei Jahren die Leitung der Abteilung übernommen, war damals aus einer ähnlich belastenden Situation gekommen und fragte sich, wo sein sonst sicheres Gespür für »seinen Weg« geblieben war. Der ihm vorgesetzte Vorsitzende des Vorstands war für ihn letztlich nicht für einen »Klärungsprozess« greifbar.

Auf dem Lebenszyklus markierte er für sich einen Platz in der Aktivität mit anderen, allerdings blieb er dort der Einzige, alle anderen waren in seiner Wahrnehmung letztlich nicht dabei, der Vorsitzende nahm innerlich seinen Abschied. Neben diesem für ihn einleuchtenden Bild war sein Weg durch den Zyklus – bezogen auf die letzten Jahre – durch nicht stimmige Abschiede aus den letzten beiden Arbeitsverhältnissen gekennzeichnet, die emotional noch sehr präsent waren und zu einem fast »blinden« Engagement im neuen Feld führten (nach dem Motto: »Das Gleiche passiert dir nicht noch einmal«). Er hatte dabei die eigene Orientierung und die Wahrnehmung der Gruppendynamik in dem Team aus dem Auge verloren.

Die Reflexion der vorherigen schmerzhaften Erfahrungen wurde verbunden mit einer Neuausrichtung seiner beruflichen Orientierung. Dies gelang aus dem Feld »bei sich selbst sein«. Von dort aus wurde wegen der eingeschlafenen Gesundheitsaktivitäten und mit Blick auf die entstandenen Symptome eine von der Neuausrichtung deutlich beflügelte Reaktivierung seines früheren Engagements konzipiert. Auf dieser breiten Basis ließ sich dann eine angemessene und – wie sich zeigte – deutlich wirksamere Form seines Engagements in der Firma ableiten. Der Klient kam so aus einem Zustand gesundheitlicher »Verwahrlosung« heraus, nahm dann auch seine vor Jahren eingestellten Gesundheitsaktivitäten wieder auf, sorgte auch für eine angemessene Behandlung seiner Neurodermitis. In seinen Firmenaktivitäten kam es zu einer Verbesserung seiner Präsenz, die andere als größere Genauigkeit seiner Entscheidungen wahrnahmen.

Varianten in anderen Arbeitskonstellationen

Paartherapie: Beim Einsatz der Lebenszyklus in der Paartherapie wird das Kriterium gemeinsam erarbeitet. Häufig erweist sich das Kriterium »Der Stand unserer Partnerschaft« als ausreichend konkret. »Unsere Partnerschaft ... nach der Geburt der Tochter ... nach unserem Umzug nach Hintertupfing .... nach dem Auszug des 40-jährigen Sohns ... nach Beendigung der Außenbeziehung ...« könnten weitere Konkretisierungen sein.

Die Partner werden gebeten, durch Abschreiten des Zyklus jeweils einen Platz zu finden, ihn aber noch nicht zu markieren, sondern zunächst aus dem Zyklus hinauszutreten. Die Markierung erfolgt gleichzeitig durch einen Gegenstand, eine Moderationskarte o. Ä. Durch dieses Vorgehen sollen gegenseitige Beeinflussungen der Platzwahl vermindert werden.

Die Arbeit erfolgt anschließend durch die oben beschriebenen Erkundungen der Plätze, die auch im Dialog der Partner miteinander durchgeführt werden. Zusätzlich sind Rollenwechsel zwischen den Partnern möglich, damit sie gegenseitig die gewählten Plätze erkunden können. Es schließen sich meist längere Sequenzen an, die die entstandene Konstellation aus der Außenperspektive reflektieren: »Was wird euch durch die Wahl eurer Plätze deutlich? Was wird in eurer Beziehung dadurch zusätzlich möglich? Welches sind die Risiken?«

Ein häufiger Arbeitsschritt ergibt sich aus der Frage, aus welchen Rollen und Funktionen sich die Partner verabschieden wollen und was das für die zukünftige Gestaltung der Beziehung heißt. Dazu sind auch Sequenzen der Einzelarbeit in dem oben beschriebenen Ablauf sinnvoll, bei denen der jeweils andere Partner zuschaut. Wichtig ist es für den Berater dabei, Anliegen, Ziel und Ergebniswunsch der Partner rechtzeitig wieder in den Prozess einzuführen.

Die abschließenden Sequenzen der Arbeit lassen zunächst beide Partner auf dem zukünftigen Platz in dem Zyklus stehen. Von diesen Plätzen wird ein Konsens über die zukünftigen Entwicklungen hergestellt. Dies kann die Veränderung der Beziehung, aber auch der würdige Abschluss der Beziehung sein. Die Erfahrung zeigt, dass von Plätzen aus, die in diesem Prozess gefunden wurden, sehr achtungsvolle Gespräche möglich sind.

Auch der Prozess mit Paaren schließt damit, dass die eingangs gewählten Plätze eingenommen werden, die Verabredungen über die nächsten konkreten Schritte ausgesprochen werden und dann der Weg zu dem nächsten Platz gesammelt vollzogen wird.

Teamentwicklung: Der Lebenszyklus lässt sich sehr ergiebig für Teamentwicklungsprozesse nutzen. Dazu wird zunächst ein Kriterium entwickelt, für das dann alle Teammitglieder ihren Platz auf dem Zyklus finden. Die Plätze werden mit markierten Moderationskarten besetzt. Das Kriterium wird wieder entsprechend dem Anliegen und dem Ziel erarbeitet. Dabei kann ein allgemeines Kriterium sinnvoll sein, wie z. B.: »Die aktuelle Situation in unserem Team.« Nützlicher ist es meist, wenn das Kriterium weiter konkretisiert werden kann, wie z. B.: »Unser Team vor der anstehenden Veränderung ... vor dem beginn des neuen Projekts ... am Ende des ersten gemeinsamen Jahres ... nach dem Wechsel in der Leitung der Abteilung ... vor der Umsetzung der QM-Maßnahmen ... nach dem dritten wenig erfolgreichen Versuch, den Dauerkonflikt zu entschärfen ...« usw.

Nach der Bestimmung der Plätze können sich alle Teammitglieder zunächst von außen die entstandene Konstellation betrachten. Oft ergeben sich dabei schon sehr hilfreiche Beobachtungen, wenn z. B. die Mehrheit des Teams im Zyklus kurz vor dem Abschied oder im Feld »nicht dazugehören« steht, wenn sich keiner oder wenige im »aktiv mit anderen« befinden etc. Wichtig ist die Position der Teamleitung, die einen energievollen Platz benötigt, also optimal im »aktiv mit anderen« oder auf der Kontinuität platziert ist.

Aus diesen Beobachtungen lassen sich gemeinsame Hypothesen zu der aktuellen Fragestellung ableiten. In der Arbeit mit Teams ist es meist wichtig, recht früh die Positionen zu erarbeiten, die am Ende eines erfolgreichen Entwicklungsprozesses eingenommen werden sollen: »Angenommen, der Entwicklungsprozess des Teams verläuft in den nächsten sechs Monaten erfolgreich und entsprechend den angestrebten Zielen: Wo ist dann anschließend Ihr Platz?«

Die neuen Plätze lassen sich dann wieder mit (andersfarbigen) Moderationskarten markieren. Zunächst spüren alle Beteiligten den anstehenden Entwicklungen nach, indem sie sich auf dem Zyklus von ihrem Ausgangsplatz zu dem Zielplatz bewegen. Aus der Außenperspektive wird dann der Frage nachgegangen: »Was brauche ich konkret, und was werde ich konkret tun, um von meinem ersten Platz auf den Platz in dem Lösungsbild zu kommen?«

Daraus lassen sich dann die konkreten Arbeitsschritte ableiten und vereinbaren.

4.3 Der Diamant der Ambivalenz

In der Soziometrie Morenos basieren die sozialen Beziehungen auf Anziehung, Abstoßung und Neutralität bzw. Gleich-Gültigkeit. Diese Aspekte werden mit ihrer jeweiligen Intensität sichtbar gemacht (grafische Darstellung oder räumliche Inszenierung). Nicht direkt sichtbar wird dabei die Ambivalenz, die hinter solchen Wahlen liegt. Für diese psychodynamischen Aspekte haben Carlson-Sabelli et al. (1994, pp. 150 ff.) die Methode weiterentwickelt und sind zu einem Modell gekommen, das viele Ähnlichkeiten mit dem im systemischen Kontext entstanden Modell des Tetralemma aufweist (»diamond of opposites«). Sie haben damit eine Arbeitsmethode vorgelegt, die dem emotionalen Erlebnis in Entscheidungssituationen Rechnung trägt und insbesondere für Situationen mit intensiv erlebten Ambivalenzen und Entscheidungsblockaden ein geeignetes Vorgehen anbietet.

Dazu wird das unten erläuterte Modell benutzt, das in seiner ursprünglichen Fassung für Gruppenprozesse entworfen war und die emotionalen Qualitäten der Beziehungen zu einzelnen Gruppenmitgliedern in Bezug auf Entscheidungen sichtbar machte. Dieses Modell habe ich aktionsmethodisch weiterentwickelt und sowohl für die Einzelarbeit als auch für die Arbeit mit Gruppen und Teams für Entscheidungssituationen nutzbar gemacht.

Die beiden Strahlen des Winkels markieren die beiden Richtungen einer Ambivalenz:

- das, was für den Weg A spricht, und das, was für den Weg B spricht
- das, was für das Beibehalten des Gewohnten, und das, was für das Neue spricht.

Beispiele:
- Mache ich mich selbstständig, oder bleibe ich Angestellter?
- Wollen wir noch ein Kind, oder bleiben wir bei sieben?
- Bleibe ich in der Beziehung zu Erna, oder wechsle ich zu Paula?

Hinweis: Ambivalenzen des Schemas »Das, was für etwas spricht, und das, was dagegenspricht« können ebenfalls bearbeitet werden, ertragreicher ist es allerdings meist, wenn das »Nicht das, was dagegenspricht« durch ein entsprechendes »Stattdessen eher das« ergänzt oder ersetzt werden kann.

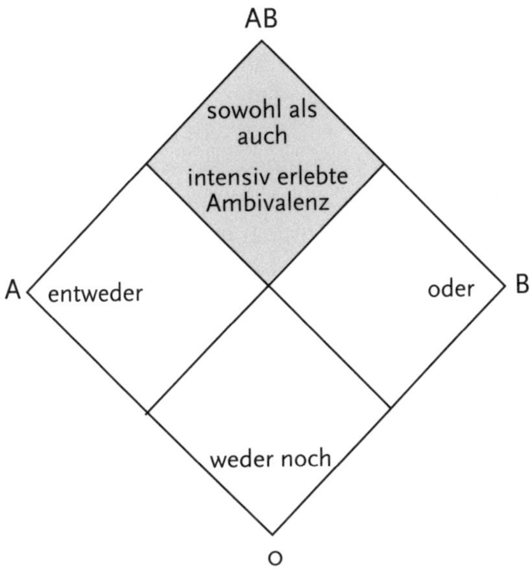

Abb. 7: Der Diamant der Ambivalenz (Nach Carlson-Sabelli et al. 1994)

Das Modell: Die beiden gleich langen Strahlen A und B eines rechten Winkels markieren sowohl die beiden Richtungen der als ambivalent erlebten Strömungen und sind gleichzeitig eine Skala der Intensität und Bedeutung der jeweils erlebten Wünsche (Skala von 0 bis 10). Am Ausgangspunkt des Strahls (0-Punkt) sind Bedeutung und Intensität am geringsten, am Ende des Strahls am höchsten.

In dem Feld, das sich zwischen den Strahlen aufspannt, »tobt das Leben«: Hier mischen sich die ambivalenten Strömungen im konkreten Erleben. Die Visualisierung des »Mischungsverhältnisses« ergibt sich dadurch, dass man die auf den beiden Strahlen erlebte und über die Skalierung markierte Intensität rechtwinklig in den Innenraum projiziert. Die Schnittstelle symbolisiert den Platz der aktuell erlebten Ambivalenz.

Fällt man von den Endpunkten der Strahlen – nach altem Schulwissen – einen rechten Winkel in die Mitte, bilden diese einen Schnittpunkt, den Punkt AB, und erzeugen ein Quadrat. Führt man das gleiche Manöver von dem Mittelpunkt der Strahlen aus durch, wird das entstandene Quadrat in vier gleich große Quadrate unterteilt.

Die einzelnen Orte dieses Modells haben für das Ambivalenzerleben folgende Bedeutung:

0-Punkt: Hier wird keine Ambivalenz erlebt. Schnittpunkt AB steht für das Erleben intensivster Ambivalenz: Beide Seiten der Ambivalenz sind sehr hoch »aufgeladen«.

In dem Feld am Punkt 0 wird eher eine geringe Ambivalenz erlebt, der Übergang in alternative Lösungen (weder A noch B) ist am ehesten möglich. In den Feldern nahe den Endpunkten der Strahlen A und B neigt sich die Ambivalenz deutlich einer Seite zu, Entscheidungen scheinen möglich (entweder A oder B). In dem Feld am Punkt AB wird intensive Ambivalenz erlebt, sowohl die eine als auch die andere Seite scheinen unverzichtbar, wertvoll und erhaltenswert (sowohl A als auch B).

Indikation: Der Ambivalenzdiamant kommt als methodischer Zugang sowohl in der Arbeit mit Einzelnen als auch mit Mehrpersonensystemen insbesondere dann zum Einsatz, wenn:

- wichtige Entscheidungsprozesse in ihren unterschiedlichen Facetten ausgeleuchtet werden sollen
- Entscheidungsprozesse stocken und »verflüssigt« werden sollen
- Alternativen einer Entscheidung als gleichwertig erlebt werden
- hohe emotionale Aufladungen der beiden Seiten einer Ambivalenz erlebt werden.

Ziel ist die Ausleuchtung der emotionalen Dimensionen zur Schaffung einer besser fundierten Grundlage in Ambivalenz- und Entscheidungssituationen. Ziel kann auch die Öffnung für übersehene

Kompromisse oder für Alternativen sein. Ziel ist ebenfalls, die Energie nicht gewählter Alternativen für die gewählten Alternativen nutzbar zu machen.

Die Arbeit mit dem Diamanten der Ambivalenz

Der Arbeitsprozess wird im Folgenden zunächst für die Einzelarbeit im Eins-zu-eins-Setting erläutert und später für den Einsatz in Mehrpersonensystemen beschrieben.

1. Am Beginn steht – wie in jedem Beratungsprozess – die Klärung und Konkretisierung des Ziels und der angestrebten Ergebnisse des anstehenden Arbeitsschritts. Daraus wird die »Indikation« für die Methode abgeleitet. Zur Vorbereitung der Arbeit im Raum ist es hilfreich, der als ambivalent erlebten Frage zwei möglichst konkrete und abgrenzbare Begriffe zuzuordnen.
2. Für die nächsten Arbeitsschritte wird das Modell im Raum installiert und dem Klienten erläutert. Dazu werden die beiden Strahlen im Raum markiert (mit leicht lösbarem Klebeband oder mit Moderationskarten). Dann werden der Punkt 0, die Endpunkte und die Mitten der Strahlen A und B mit Moderationskarten beschriftet.
3. Der Klient wird gebeten, die Begriffe seiner als ambivalent erlebten Pole den Strahlen A und B zuzuordnen und zu entscheiden, mit welcher Seite begonnen werden soll. Er wird zudem gebeten, einen Platz im Raum zu markieren, von dem aus er das Geschehen später aus einer Außenperspektive beobachten kann. Diese vorherige Platzbestimmung für die Außenperspektive ist der Erfahrung geschuldet, dass sich im späteren Verlauf der Arbeit im Raum kaum mehr ein Platz definieren lässt, für den eine neutrale Bedeutung erzeugt werden kann.
4. Auf beiden Seiten der Ambivalenz wird dann nach folgendem Grundschema gearbeitet:
   a) Der Klient wird gebeten, sich den betreffenden Teil seines ambivalenten Erlebens zu vergegenwärtigen und gesammelt und langsam auf dem Strahl von dem Punkt 0 zum Endpunkt des Strahls zu gehen. Dabei soll er in der Bewegung erspüren, welcher Platz auf der Skala der Intensität dieser Seite der Ambivalenz entspricht.
   b) Anschließend wird er gebeten, Aspekte zu benennen, die für die jeweilige Seite besonders bedeutsam sind. Das können

z. B. Aspekte der finanziellen Existenzsicherung, der Umsetzung von Lebensträumen, der sozialen Bindungen, der Gesundheit u. v. a. m. sein. Von diesen Aspekten werden die fünf wichtigsten ebenfalls auf der Skala mit entsprechend beschrifteten Moderationskarten markiert. Oft gibt es dabei einzelne Aspekte, die besonders hoch »laden«, manchmal höher als die Gesamtbilanz einer Seite der Ambivalenz.

c) Jedem der markierten Punkte auf den Skalen wird ein Satz zugeordnet.

d) Der Vorgang wird für die andere Seite der Ambivalenz durchgeführt.

5. Von den Plätzen mit den höchsten »Aufladungen« auf jedem Strahl wird der Schnittpunkt im Innenraum bestimmt und markiert.

6. Die folgenden Arbeitsschritte lassen den Klienten immer wieder von verschiedenen Plätzen seines Ambivalenzszenarios und auch von dem Platz der Außenperspektive aus die unterschiedlichen Aspekte erleben. Dabei ist zum Einstieg der Platz wichtig, der durch den Schnittpunkt des intensivsten Erlebens der beiden Seiten entstanden ist. Von diesem Platz hört der Klient dann alle Sätze von den unterschiedlichen Markierungen beider Strahlen. Diese Sätze werden im Eins-zu-eins-Setting vom Berater gesprochen, der sich dazu auf die jeweiligen Plätze stellt.

   Es entwickeln sich dann Dialoge zwischen den verschiedenen Plätzen. Anregung für die Dialoge können folgende Fragen sein:

   – »Angenommen, die Seite A (die Seite B) würde das Rennen machen, was hätte das für Auswirkungen? Wovon müsstest du dich wie verabschieden? Welches wäre der Preis? Welchen Ausgleich könntest du wie schaffen?«
   – »Angenommen, es würde sich (in einer fernen Zeit ... an einem anderen Ort ...) ein Kompromiss finden lassen: Wie sähe die kühne Konstruktion dann aus?«
   – »Angenommen, du fändest keine Lösung, aber fändest (in einer fernen Zeit ... an einem anderen Ort ...) eine völlig überraschende Alternative: Was wäre das?«

In den Positionen auf einem der Strahlen kann der Klient im Rollenwechsel zu den Ressourcen befragt werden:

- »Angenommen, die Entscheidung fällt für die andere Seite, wie könntest du – nach einer kurzen Phase der Ent-täuschung – deine Energie in den anderen Weg mit einbringen?«
- »Welche (kleinen) Übereinstimmungen siehst du zwischen dir und anderen Positionen hier in dem Diamanten? Womit könntest du dich unter welchen Umständen anfreunden?«
- »Gibt es eine Position auf dem anderen Strahl, mit der du gern etwas gemeinsam machen oder gestalten willst?«

Aus der Position des Beobachters lassen sich durch folgende Fragen erweiterte Suchprozesse anstoßen:
- »Wann sind die Positionen erstmals als Gegensatz aufgetaucht, wann haben sie begonnen, zwei Seiten einer Ambivalenz zu werden? In welchen konkreten Situationen wird die Ambivalenz besonders deutlich, in welchen eher weniger?«
- »Angenommen, beide Seiten träten in den Hintergrund oder wären gelöst, und es würde etwas völlig Neues auftauchen: Was wäre das am ehesten? Welches sind die Aufgaben, die dann anstehen?«

Zu diesen Fragen kann zudem zwischen dem Klienten auf unterschiedlichen Positionen und dem Berater dialogisch reflektiert werden. Es sind jedoch auch Gespräche im Rollenwechsel möglich, wobei der Berater dann auch verschiedene Plätze einnimmt. Dabei ist wichtig, dass der Klient seinen Dialog von den unterschiedlichen Positionen aus selbst entwickelt und der Berater die Worte des Klienten an dem entsprechenden Platz wieder aufnimmt. Fragen, die der Klient von dem einen Platz an einen anderen stellt, werden von ihm selbst im Rollenwechsel beantwortet.

Besonders ergiebig ist oft die weiter gehende Reflexion von dem Platz der Außenperspektive aus, z. B. auch im Rollenwechsel, so dass der Klient wechselweise von unterschiedlichen Positionen der Ambivalenz in den Dialog mit der Außenperspektive eintritt. Durch diese Dialoge wird die Komplexität des ambivalenten Erlebens zunächst deutlich erhöht. Dies ist durchaus Absicht, da stockende Entscheidungsprozesse oft durch eine starke Reduzierung der Komplexität auf als gleichwertig erlebte Alternativen gekennzeichnet sind. Über weitere Fragen kann die Komplexität anschließend wieder reduziert werden:

- »Was bedeuten diese kleinen Gespräche konkret für den anstehenden Entscheidungsprozess?«
- »Welche neuen Aspekte und Wahrnehmungen sind wichtig geworden und sollen zukünftig einbezogen werden?«

Entscheidend ist, dass das körperliche Erleben in den unterschiedlichen Positionen dazu genutzt wird, diesen Prozess nachdrücklich zu unterstützen.

7. Sind auf dem beschriebenen Weg noch keine tragfähigen Ergebnisse erarbeitet worden, oder sind bei der Arbeit eher Fragen einer grundlegenden Neuorientierung aufgetaucht (weder – noch), wird eine weitere Position in das entstandene räumliche Szenario eingeführt.

   Der Klient wird gebeten, einen zusätzlichen Platz im Raum zu definieren und zu markieren. Er steht – je nach bearbeitetem Themenfeld für den Aspekt der Erfüllung – der beruflichen Erfüllung oder der Erfüllung im Leben einer Beziehung oder eines erfüllten Lebens überhaupt. Der Platz kann auch als das höchstmögliche Selbst (Scharmer 2007), als »das übergeordnete Lebens(arbeits)ziel« bezeichnet werden oder als »das, was im Beruf/im Leben noch zur Erfüllung geschehen soll«. Ziel der Installierung dieses Platzes ist es, eine zusätzliche Perspektive für den Entscheidungsprozess zu eröffnen.

   Diese Perspektive bekommt dann die Funktion eines Referenzsystems, an dem sich die Navigation im Entscheidungsfeld orientieren kann. Auch hier erfolgt wieder eine dialogische Exploration, die jeweils wieder in der Form des beschriebenen Rollenwechsels durchgeführt werden kann.

   Mit diesem methodischen Schritt werden oft neue Optionen sichtbar, die dann die bisher erlebte Ambivalenz erweitern. Wenn dabei Lösungswege sichtbar werden, ist der Frage nachzugehen (ähnlich der schon oben gestellten): »Angenommen, die Entscheidung fällt für eine andere Option, wie könnten – nach einer kurzen Phase der Ent-täuschung – die Energien der bisherigen Optionen in den neuen Weg einfließen?«

   Die Nähe zu der systemischen Tetralemmanotierung mit »entweder A«, »oder B«, »weder noch«, »sowohl als auch« liegen auf der Hand. Diese Arbeitsmodelle fließen in die soziometrische Arbeit mit dem Ambivalenzdiamanten ein: Bei verhärteten Entweder-oder-Konstruktionen ist oft die Erweiterung zu einem Weder-noch und/oder Sowohl-als-auch nützlich.

Bei »weichen« Wirklichkeitskonstruktionen kann eher die Fokussierung auf entscheidungsfähige Entweder-oder-Modelle angestrebt sein.

Auch das von Sparrer und Varga von Kibéd (2000, S. 77 ff.) eingeführte Verständnis der Sowohl-als-auch-Position (»Beides«) als bislang übersehene Vereinbarkeiten und Verbindungen der Positionen A und B führt zu konstruktiven Suchprozessen, die die Kraft beider Positionen für die Lösung nutzen kann.

Die Weder-noch-Position betrachtet den Konflikt aus einer anderen Perspektive und bezieht den Konflikt zwischen den Positionen A und B auf einen (vergangenen, gegenwärtigen oder zukünftigen) Kontext. Der ambivalente Konflikt erscheint dann unterschiedlich bedeutsam oder erhält überhaupt im Sinne eines Reframings eine andere Bedeutungsgebung (ebd., S. 85).

Die Arbeit mit dem Ambivalenzdiamanten unter Hinzuziehung von Hilfs-Ich-Funktionen: Stehen für den Arbeitsprozess mit dem Ambivalenzdiamanten Menschen zur Verfügung (z. B. im Rahmen einer Weiterbildungsgruppe), können die unterschiedlichen Plätze statt mit Moderationskarten mit Menschen besetzt werden. Diese Rollenbesetzung geschieht wieder in der für die Soziometrie üblichen Form des »Vormachens« im Rollenwechsel. Dabei werden dem Stellvertreter wieder die Position, gegebenenfalls ergänzt durch Körperhaltung und Gesten, gezeigt. Auch die zu den Plätzen gehörenden Sätze können im Rollenwechsel herausgearbeitet werden.

Die Arbeit mit Mehrpersonensystemen: Der Ambivalenzdiamant kann auch in der Arbeit mit Mehrpersonensystemen (Paaren, Teams etc.) im Rahmen eines vereinbarten Arbeitsziels eingesetzt werden. Dies kann auf folgendem Weg geschehen. Es wird ein Thema aus den Zielen abgeleitet (z. B. bezüglich der Familienplanung bei Paaren, der Projektarbeit in Teams o. Ä.), für das mit der Methode eine Lösung erarbeitet werden soll.

Die Mitglieder des Systems finden in einem ersten Arbeitsschritt nach der individuellen räumlichen Erkundung des Diamanten mit den beiden thematisch benannten Strahlen ihren Platz in Bezug zu den beiden Seiten der Ambivalenz. Die »Auffächerung« der ambivalenten Seiten in Teilthemen und Teilaspekte wird in größeren Mehrpersonensystemen (> 2) zu Gunsten der Übersichtlichkeit reduziert. Dafür muss das Modell gut erklärt und die Bedeutung der Strahlen mit ihrer Skalierung muss erläutert sein.

Durch diesen Prozess wird die Verteilung der Ambivalenz im System sichtbar, so dass in weiteren Arbeitsschritten die verschiedenen Positionen vertieft erkundet werden können. Dies geschieht zunächst durch Sätze und Stellungnahmen von den Plätzen aus und dann durch wiederholte Rollenwechsel zwischen den Teilnehmern. Ziel der Rollenwechsel ist die Erweiterung des Verständnisses für die unterschiedlichen Positionen im Feld dieser Ambivalenz.

Die weiteren methodischen Schritte können dann aus dem Einzelsetting abgeleitet werden. Die Erkundung der übersehenen Kompromisse kann durch das Erfragen möglicher Überschneidungen und kleiner Gemeinsamkeiten erfolgen oder durch die direkte Frage nach »kühnen« Brücken zwischen den Positionen.

Die Position des Weder-noch ist durch die Frage nach den Aufgaben, die nach Auflösung der Ambivalenz kommen, anzustoßen. Auch die Einführung der neuen Position erlaubt ein entsprechendes Reframing. Bei arbeitsbezogenen Systemen wie Teams ist die Platzierung von Aufgaben oder Kunden eine Intervention, die oft zu einer Metareflexion der Ambivalenz führt und damit zu alternativen Positionen.

Die Methode kommt besonders dann zum Einsatz, wenn ambivalentes Erleben die Entwicklungen blockiert und lange immer wieder um die gleichen Entscheidungen gerungen wird.

4.4 Die drei Polaritäten

Die von Sparrer und Varga von Kibéd entwickelte Methode der Aufstellung von Glaubenspolaritäten (Sparrer 2006, S. 142 ff.) kann in der Einzelarbeit und als aktionssoziometrische Methode auf der Basis der geometrischen Form des Dreiecks durchgeführt werden.

Die Methode ist dann besonders geeignet, wenn es um die Verortung eines konkreten Themas in den übergeordneten Feldern von Liebe, Glaube, Ordnung geht. Daraus können einerseits konkrete Fragestellungen und Schwerpunkte für die weiteren Arbeitsschritte abgeleitet werden. Andererseits wird deutlich, welche Themenfelder »hinter« dem bearbeiteten Thema aufscheinen könnten.

Der Prozess beginnt mit der Markierung eines großen, gleichschenkligen Dreiecks im Raum (z. B. mit Klebeband). Die drei Winkel erhalten folgende Bedeutungen:

- Liebe, Mitgefühl, Beziehung, Vertrauen, Kommunikation
- Glaube, Erkenntnis, Wissen, Einsicht, Werte, Klarheit, Logik
- Struktur, Ordnung, Handlung, Pflicht.

Je nach Arbeitskontext bei der Anwendung dieser Methode können die drei Pole eine Konkretisierung erhalten. In einem Teamentwicklungsprozess könnte die Konkretisierung z. B. heißen:
– Beziehungen, Werte, Struktur oder
– Leidenschaft, Menschenbild, Arbeitsprozesse.

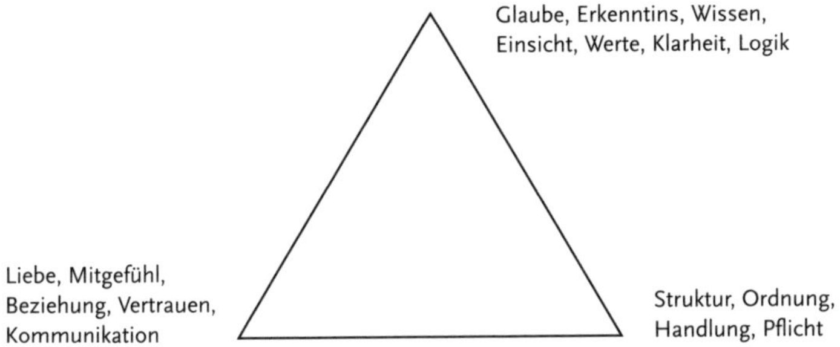

Abb. 8: Die drei Polaritäten (nach Sparrer und Varga von Kibéd 2000)

Anschließend wird der Klient gebeten, sich auf seine Frage zu konzentrieren und gesammelt durch das Dreieck zu gehen, sich von den Winkeln anregen zu lassen und einen Platz, eine Ausrichtung und eine Körperhaltung für sich zu finden.

Dadurch wird sein Thema in Bezug zu den übergeordneten Wertesystemen gesetzt. Es werden grundlegende Themen oder die hinter dem Thema stehenden Themen deutlich. Der Arbeitsprozess erfährt dadurch eine Vertiefung und eine Erweiterung von Fragestellung und Lösungen.

Bei der Arbeit mit dem Dreieck in Mehrpersonensystemen heißt die Einladung an die Teilnehmer: »Finde einen Platz in dem Raum in

Bezug auf das Dreieck und seine Benennungen, der markiert, wo du dich mit dem heutigen Thema derzeit ansiedelst. Der Platz dicht an einem der Winkel kann passend sein, er kann auch eine Mischung aus den übergeordneten Wertefeldern ausdrücken.« Zusätzlich kann über die Körperhaltung und die Ausrichtung eine weitere Differenzierung erreicht werden. Jeder Teilnehmer erhält dann die Möglichkeit, von dem gewählten Platz aus und aus der eingenommenen Haltung heraus eine kurze Anmerkung, einen Satz zu äußern.

Der weitere Arbeitsprozess hat mehrere Varianten:

- Es findet ein kurzer Austausch zwischen den Teilnehmern statt, die sich in einem ähnlichen Bereich des Dreiecks befinden. Dafür kann eine Frage formuliert werden, z. B.: »Was wäre bei der Bearbeitung des Themas/bei der jetzt anstehenden Entwicklung und Lösungsfindung/... besonders wichtig zu beachten? Welche Aspekte, Fragen, Perspektiven sollten unbedingt berücksichtigt werden?« Anschließend werden die Ergebnisse des Gesprächs zusammengetragen und verschriftlicht. Dazu bietet es sich an, das Dreieck mit den Glaubenspolaritäten als Schablone für die Visualisierung auf die Pinnwand zu zeichnen. Die Ergebnisse können dann auf Moderationskarten geschrieben und an den entsprechenden Platz auf der Pinnwand geheftet werden.
- Es wird ein zweiter Platz in dem Dreieck gefunden: »Angenommen, der jetzt folgende Arbeits- und Entwicklungsprozess wird ein gutes Ergebnis haben: Wie verändert sich dann dein Platz?« Mit diesem Platz kann dann gearbeitet werden wie vorher. Auch sind erneute Kleingruppen in dem Dreieck möglich und eine zweite Sicherung der Ergebnisse. Die Ergebnisse dieses aktionsmethodischen Schritts werden dann an den laufenden Entwicklungsprozess angekoppelt. Dazu werden aus den visualisierten Ergebnissen Kernbotschaften formuliert, die dann der Motor für entsprechende Umsetzungsschritte sein können.

Ein Beispiel: Die Arbeit mit Gesundheitsthemen am Beginn einer Weiterbildung: Das Dreieck wird im Raum markiert. Die Winkel werden mit »Liebe«, »Werte«, »Struktur« bezeichnet. Die Teilnehmer erhalten eine der folgenden Einladungen:

»Bewege dich in dem Raum, und lass das Dreieck und seine Begriffe dabei auf dich wirken:

- Wo ist derzeit der Platz für deine Gesundheit? (Oder:)
- Auf welchem Platz ist derzeit Deine Gesundheit am besten aufgehoben? (Oder:)
- Wo ist derzeit der Platz der wichtigen Entwicklung deiner Gesundheit?«

Von den Plätzen werden kurze Sätze gesprochen, die aufgeschrieben und in die anschließend zu zeichnende Gesundheitslandkarte eingearbeitet werden.

Die aktionsmethodische Arbeit mit den Glaubenspolaritäten eignet sich besonders dann, wenn die vorgestellten Themen auf weiter gehende und grundlegende Fragestellungen verweisen. Einzelthemen aus dem Bereich Gesundheit gehören typischerweise dazu.

Beispiel: Dem Thema »Stressbewältigung« kann damit eine sehr entscheidende Richtung gegeben werden. Je nachdem, wo der Klient das Thema ansiedelt, ergeben sich völlig andere Vorgehensweisen:

- Ist das Thema in der Nähe des Winkels »Liebe ...« platziert (und drückt es nicht gerade konkreten Beziehungsstress aus), könnte dahinter die Frage der sozialen Unterstützung, des Eingebundenseins in Beziehungen zur besseren Stressbewältigung auftauchen.
- In der Nähe von Struktur könnte die Stressbewältigung mit Zeitprogrammen, Prioritätenlisten o. Ä. versucht werden.
- In dem Winkel von »Werten ...« geht es möglicherweise um einen grundlegenden Abgleich der Herausforderungen mit den Lebenszielen und den Sinnbeschreibungen.

Die Lösungswege sind in allen Fällen sehr unterschiedlich, so dass rasch ungeeignete Wege beschritten werden (was bei den strukturellen Lösungsversuchen mit Zeitmanagementsystemen ja oft passiert).

In solchen Situationen gibt die Arbeit mit den Glaubenspolaritäten eine sehr wichtige Grundlage für die Ausrichtung der Lösungswege.

4.5 Die Inszenierung der Theorie U

4.5.1 Das Modell

Die Theorie U ist von O. Scharmer (2007, vgl. auch dort zur hier benutzten Begrifflichkeit) vorgelegt worden und basiert auf vielen Interviews, die der Autor in den letzten Jahren geführt hat, um der Frage nachzugehen, wie das Neue in die Welt kommt.

Das Modell eignet sich sehr gut dafür, aktionsmethodisch eingesetzt zu werden und am Beginn oder im Verlauf von Veränderungsprozessen Impulse zu geben. Einerseits hilft es den Beteiligten, verschiedene Dynamiken von Veränderungsprozessen zu unterscheiden und ihre gemeinsamen Schritte aufeinander abzustimmen. Andererseits ist die Öffnung von Veränderungen für die Perspektiven der Zukunft entscheidend, was durch aktionsmethodisch angeleitete Erfahrungen oft nachhaltig unterstützt werden kann. Zentral ist dabei die Wahrnehmung möglicher Veränderungen aus einer meditativen Aufmerksamkeit heraus für die entstehende Zukunft. In dem Veränderungsprozess wird in einer Zeit der Stille die Achtsamkeit auf die für die Zukunft entstehenden Impulse und Ideen gerichtet. Aus der körperlichen Bewegung des aktionsmethodischen Prozesses lassen sich mögliche Handlungsfelder für erste konkrete Schritte erspüren (prototyping).

Die Arbeit mit der Theorie U kann sowohl in der Einzelarbeit als auch in der Arbeit mit Teams eingesetzt werden. Da die einzelnen methodischen Schritte eine hohe Sammlung erfordern und viele Ebenen des Wahrnehmens, Bewertens und Handelns umfassen, sollten die Teams eher klein sein. Alternativ kann ein Vorgehen gewählt werden, bei dem ein Teil des Teams den Prozess körperlich und in der Bewegung vollzieht, der andere Teil ihn eher aus der Perspektive der beobachtenden Reflexion erlebt.

Der Ablauf wird so gestaltet, dass zunächst mit Moderationskarten o. Ä. ein U im Raum markiert wird. Wichtig ist es dabei, den Ort des Presencings (s. u., Punkt 4) als einen Wendepunkt zu gestalten: Der Veränderungsprozess bekommt hier eine besondere und vertiefte Dynamik.

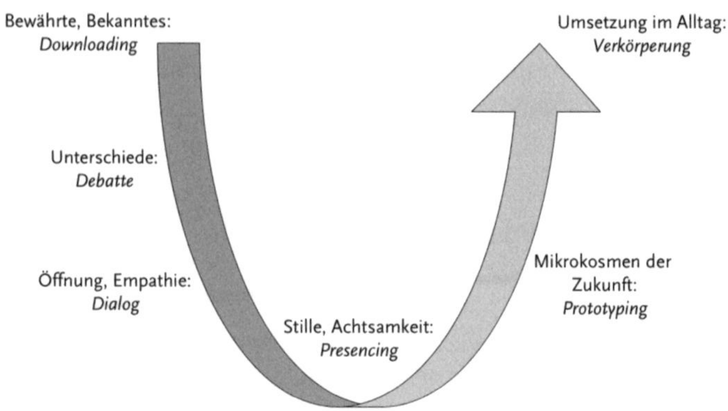

Abb. 9: Theorie U (nach Scharmer 2007)

Auf dem U werden entsprechend der Abbildung 9 folgende Plätze markiert und entsprechend erläutert:

1. Wahrnehmung des Bewährten, Bekannten: »Downloading« als Form des Zuhörens, die auf das Bekannte fokussiert ist. Das Wahrnehmungsorgan sind die Erfahrungen und (Vor-)Urteile.
2. Wahrnehmung von Unterschieden: Die passende Kommunikationsform ist die Debatte, die das eine gegen das andere, das Eigene gegen das Fremde und Ungewohnte stellt. Die Wahrnehmung erfolgt über die Wahrnehmungsorgane.
3. Die Wahrnehmung verlässt die Grenzen des Selbst: Die Welt wird durch die Augen der anderen wahrgenommen (vgl. Rollenwechsel im Psychodrama). Die passende Kommunikationsform ist der Dialog. Das Wahrnehmungsorgan ist das Herz.
4. Die Phase der Achtsamkeit und der Stille, in der das Neue entstehen und wahrgenommen werden kann: Presencing (Kunstwort aus *presence* und *sensing* – die Zukunft wird in der Gegenwart erspürt). Die Wahrnehmung erfolgt aus der bestmöglichen Zukunft, von der Position des höchstmöglichen Selbst. Das Wahrnehmungsorgan ist der Wille (zur Zukunft). Was braucht die Zukunft von mir, um in die Welt zu kommen?
5. Der Schritt geht in das Handeln, die Verbindung von Herz, Geist und Hand wird hergestellt: In Mikrokosmen werden die Zukunftsmodelle umgesetzt, gelebt und reflektiert *(rapid cycle prototyping)*. Wahrnehmung und Lernen erfolgen durch Handeln. Die Zukunft beginnt zu leben.
6. Die Zukunft wird im Alltag der Beteiligten verkörpert. Die Annäherungen an das höchstmögliche Selbst werden gelebt. Ein neues U beginnt.

4.5.2 Der Arbeitsprozess

Wichtig ist es – ähnlich wie beim Lebenszyklus –, ein konkretes Kriterium zu formulieren. Hier ist es ein konkreter Veränderungsprozess, der ansteht oder der bereits im Fluss ist und auf den sich die Aufmerksamkeit richtet.

Die Einladung zu einem Gang durch das U kann wie folgt formuliert werden: »Werde dir aller Facetten des anstehenden (oder schon laufenden) Veränderungsprozesses bewusst, und spüre der derzeitigen Dynamik nach, den Fragen, die entstehen, den Sehnsüchten und Befürchtungen. Bewege dich auf der Kurve und nimm mit allen Sinnen und deinem Körper wahr, wie sich die verschiedenen Plätze auf dich auswirken. Du bist eingeladen, den folgenden Fragen nachzugehen:

- In welchem Bereich des Modells befindet sich der Prozess insgesamt?
- Welche Anteile des Prozesses befinden sich derzeit in welchem Abschnitt?«

Der Klient markiert dann zunächst den Platz oder die Plätze auf der Kurve, die bei dem Durchschreiten als passend erlebt wurden. Anschließend werden die sechs Positionen der Kurve nacheinander eingenommen:

»Nimm zunächst deine eigene Position am Beginn des Prozesses wahr:

- Was ist das Wichtige, das Erhaltenswerte?
- Was ist das, was du loswerden möchtest, aufgeben solltest?

Nimm die Unterschiede zu den Positionen anderer wahr:

- Wie unterscheidet sich deine Position von den anderen Positionen?

Versuche, den Prozess aus dem Blick der anderen zu betrachten:

- Wie wirkt dein Weg auf die anderen? Was meinen andere dazu?
- Was würden andere an dem Prozess schätzen?
- Was würden sie anders machen?

Komm nun in der Kurve an dem Ort der Stille und der Achtsamkeit an und konzentriere dich auf all das, was dir möglich sein wird in der Zukunft, was deine Sehnsüchte leitet, was dir Erfüllung bringen wird. Nimm alles wahr, was entsteht, auch wenn es nur kleine Ideen zu sein scheinen, Geistesblitze, kurze Gefühlsregungen, ein vertieftes Atmen etc. Achte auch auf erste kleine Handlungsimpulse.

Nimm die Handlungsimpulse auf, und überprüfe, in welchen Bereich deines Lebens sie dich führen:

- Was sind erste kleine Impulse, die zum Handeln führen?
- Wo sind Lebensräume, die erste Umsetzungen der Ideen ermöglichen, die danach rufen, die kleinen Impulse aufnehmen zu können?
- Wo kannst du schon erste kleine Dinge mit dem tiefen Wissen um die erfolgreiche Zukunft gestalten?«

Die Ideen, die in diesem Prozess entstehen, werden zusammengetragen und auf einer Pinnwand verschriftlicht. Der Klient nimmt dann den Platz ein, den er für seinen Veränderungsprozess auf der Kurve markiert hatte. Von dort werden die gesammelten Ideen betrachtet, und in einem Wechsel von Innenperspektive und Außenperspektive wird ein nächster, konkreter Schritt erarbeitet. Der Klient pendelt dabei insbesondere zwischen dem Platz seines Veränderungsprozesses, dem Platz des Presencings, dem Platz der Verkörperung der Veränderung und einer Außenperspektive hin und her. Durch diese Perspektivwechsel rundet sich das Bild der nächsten Entwicklungsschritte ab.

Die Erfahrung zeigt, dass sich an einen solchen Prozess sehr kreative Arbeits- und Entwicklungsphasen anschließen. Die Ausrichtung auf die höchstmögliche Zukunft erzeugt eine Bündelung von Energien. Der Prozess sollte also zeitlich so geplant werden, dass anschließend die entstehenden Ideen und Impulse für Gespräche im konkreten Umfeld (Partner, Arbeitskollegen ...) oder für die direkte Weiterarbeit im Team genutzt werden.

5. Psychodramatische Vignetten

»Ich kannte mal einen Pferdehändler. Der hatte, wenn er den Gäulen ins Gebiss langte, eine gewisse Ähnlichkeit mit ihnen«.

Günter Grass 1966, S. 70

5.1 Einführung

Wesentliches methodisches Element des Psychodramas ist die Inszenierung. Der Brockhaus definiert Inszenierung wie folgt: 1) die der Aufführung eines Bühnenstücks oder der Umsetzung eines Drehbuchs dienende Vorbereitung, Bearbeitung und künstlerische Gestaltung (verknüpft mit dem Begriff der Regie); 2) die Aufführung als Ergebnis dieser Vorgänge.

Der Inszenierungsbegriff ist am Anfang des 19. Jahrhunderts aufgekommen *(la mise en scène)* und umfasste zunächst das Bühnenarrangement, den materiell-handwerklichen Teil, nicht die interpretatorische Absicht. Teilweise wird der Begriff später metaphorisch in andere Lebensbereiche übertragen und geht dann weit über den Theaterbereich hinaus (wie z. B. mit dem Begriff der »Inszenierungsgesellschaft«, vgl. Willems u. Jurga 1998).

Wesentliches Element der Inszenierung sind die Rollen und die Ausgestaltung von Rollen. Konstantin S. Stanislawski (1863–1938), der große Schauspieler und Regisseur des russischen Theaters, ist dafür von besonderer Bedeutung. Er hatte in seiner Funktion als Regisseur ein System zur Vorbereitung der Schauspieler auf ihre Rollen entwickelt. »Meine Methode beruht darauf, die inneren und äußeren Vorgänge miteinander zu verbinden und das Gefühl für die Rolle durch das physische Leben des menschlichen Körpers [in einer Rolle; M. L.] hervorzurufen« (1958, S. 37). Der Prozess des »Aufsaugens und Fixierens der emotionalen Erlebnisse« (ebd., S. 76) geschieht durch das körperliche Leben in einer Theaterfigur. Stanislawski empfiehlt seinen Schauspielern, die Rollen zu analysieren, »sich eindringlich in die Seele der Rolle zu vertiefen, um ihre einzelnen Elemente, ihre Natur, ihre ganze innere Welt und das ihr innewohnende geistige Leben zu studieren« (ebd., S. 59). Auf diesem Weg versuchte er, in seinen Inszenierungen die schöpferische Kraft und Fantasie seiner Schauspieler zu entfesseln. Hinzu kam in seinem Konzept die gemeinsame Arbeit der Schauspieler am Plan der Inszenierung, die Realisierung einer bildhaft-anschaulichen Vorstellung. Wichtiges Element war zudem die ununterbrochene Bewegung, die die Augenblicke des Lebens verbindet, so dass in seinem Konzept die Vergangenheit und der Traum von der Zukunft die Gegenwart begründen.

Stanislawski begründet damit ein Prinzip, das vielen inszenierenden Methoden zugrunde liegt. Wesentlich für den Transfer vom Theater in andere Lebens- und Arbeitsbereiche ist das Psychodrama. Auch in dieser Methode erfolgt eine genaue Rolleneinweisung der Stellvertreter (auch Rollenspieler, Stellvertreter oder Hilfs-Ich genannt), die für den Protagonisten eine Rolle in seinem Lebensdrama übernehmen und sich dafür in diese Rolle vertiefen. Es setzt auf die schöpferische Kraft der beteiligten Menschen zur Lösung der Fragen und Probleme. Auch das Psychodrama lebt von der ununterbrochenen Bewegung zwischen den Zeiten (Vergangenheit, Gegenwart und Zukunft).

Moreno übernahm die Aktionsformen des Theaters und baute sie aus, so dass Konflikte und Probleme unterschiedlichster Art inszeniert und zu einer Lösung gebracht werden können. Er hatte am Beginn der Entwicklung seiner Methodik mit verschiedenen Formen der Inszenierung gearbeitet. Die Wurzel der Entwicklung des Psychodramas liegt wohl im Stegreiftheater, einer spontanen Form des Theaters, das in Wien eine lange Tradition des populären gemeinsamen Theaterspielens hatte. Dort gründete Moreno Anfang der 1920er Jahre sein eigenes Stegreiftheater. Zunächst wurden dort Spiele inszeniert, die er mit Freunden veranstaltete, um Erwachsenen »das Königreich der Kinder« zu erschließen. Gespielt wurden feuilletonistische Berichte, Zeitungsberichte (»lebendige Zeitung«) etc. Dies entwickelte sich zu einer regelmäßigen gut besuchten Veranstaltung, für die eine Wohnung angemietet wurde. »Es gibt keine Zuschauer mehr. Fort mit den Augen der Gaffer und den Ohren der Horcher. Ihr seid alle meine Komödianten. Die Bühne ist ebenso dort, wo ihr seid, wie hier, wo ich stehe [...]. Unser Theater ist Einheit des Seins und des Scheins« (Moreno 1924, S. 69) Dieses Stegreiftheater sollte unabhängig sein und »im Augenblick« entstehen. Zuschauer und Schauspieler werden gar nicht erst getrennt konzipiert.

Themen des Alltags, Konflikte in Hausgemeinschaften, Zeitungsartikel etc. wurden inszeniert. Auf diese Weise wurden Tagesereignisse auf eine intensive Weise erlebbar.

Die Absicht von Moreno war es, durch diese Form des Theaters Erfahrungen und Veränderungen im Spieler zu bewirken. Auch die Heilung von Krankheiten geriet immer stärker in den Fokus. »Absicht ist, die Krankheit sichtbar zu machen, nicht gesund, sondern krank zu werden. Der Kranke selbst treibt die Krankheit aus. Die Wiederholung in der Illusion macht ihn frei [...]. Das Stegreifspiel korrigiert unglückliches Schicksal. Es kann im Schein die Erfüllung eines gewünschten Zustands gewähren« (ebd., S. 71). Das wahre zweite Mal des Erlebens wirke als Befreiung vom ersten Mal, das erste Mal bringe durch das zweite Mal zum Lachen (vgl. dazu Fangauf 1991). Zudem ermöglicht das Spielen eine Erweiterung des persönlichen Rollenrepertoires der Teilnehmer, z. B. das Vertrautwerden mit »Antirollen«, d. h. mit Rollen, die außerhalb des bisherigen Handlungs- und Wertekanons liegen.

In der Fortführung des Stegreiftheaters entwickelte Moreno das »Weihetheater«, in dem die Spieler die Bewohner eines Hauses sind. Der Ort z. B. eines Konflikts ist gleichzeitig die Bühne des Theaters. Schauspieler und Beteiligte sind in dieser Inszenierungsform identisch: Die Inszenierung von Konflikten und ihre Lösung erfolgt mit dem System selbst.

Die Spieler in den Inszenierungen, mit denen Moreno experimentierte, konnten also entweder die an einem Konflikt beteiligten Menschen selbst sein, oder es wurden andere Anwesende als Stellvertreter dafür ausgewählt, die Rollen zu übernehmen. Das Grundprinzip der Inszenierung von Lebensthemen mit Hilfe von Menschen, die sich für andere als Stellvertreter zur Verfügung stellen, fand im Psychodrama dann eine weitere, professionell-methodische Entwicklung. Damit ist auch der Bogen zu dem traditionellen Theater und seinen Schauspielern geschlagen. Das Drehbuch entwickelt sich allerdings erst in der Inszenierung, die Ideen dafür liefert der Protagonist.

Im Psychodrama stehen Lebensthemen eines Protagonisten im Mittelpunkt, die auf einer Bühne mit Hilfe von Personen aus einer Gruppe oder aus dem Publikum inszeniert werden. Ein Leiter oder Direktor moderiert mit Hilfe bestimmter Methoden (Rollenwechsel, Spiegeltechniken, Doppelgänger etc.) den Ablauf so, dass die Grundstrukturen des Themas deutlich werden. Die aktuellen Fragestellungen werden mit solchen biografischen Erlebnissen verknüpft, die Reaktionen im späteren Leben prägen und zu Problemen führen. Aus den inszenierten Verknüpfungen lassen sich dann die lebensgeschichtlichen Zusammenhänge ableiten, und es können Lösungsbilder inszeniert werden (Surplus Reality). Ziel ist es einerseits, über das Verständnis der biografischen Zusammenhänge zu Lösungen zu kommen.

Andererseits werden das kathartische, reinigende Erleben im »zweiten Mal«, die Erweiterung des Rollenrepertoires und das Erleben von angestrebter Veränderung in allen Zeitdimensionen (Vergangenheit, Gegenwart, Zukunft) und mit allen Sinnen in Bezug auf die Veränderungsprozesse als wirksam angesehen. Die Surplus Reality kann sowohl für die Vergangenheit (»Was wäre damals wichtig gewesen, was hättest du erleben müssen, um …?«) als auch für die Zukunft inszeniert werden.

Play-back-Theater: Die Kunst des Stegreiftheaters mit den spontanen, gemeinsamen Inszenierungen zur Klärung oder zum besseren Verständnis von Zusammenhängen hat sich nur begrenzt erhalten. Es hat eine besondere Form im Play-back-Theater gefunden, die von Jonathan Fox 1974 (vgl. Fox 1991) entwickelt wurde. Sie ist eine Form improvisierten Theaters. Fox verstand sie als Wiedergeburt von Morenos Stegreiftheater.

Aus dem Publikum werden Lebenserfahrungen und Geschichten erzählt, die eine Gruppe von Spielern mittels Körperausdruck, sprachlicher Improvisation, einiger Requisiten und Musik in kurze Szenen umsetzt, die nach wenigen Minuten »angehalten« werden und wie eine Skulptur zu betrachten sind (»fluid sculptures«: sich bewegende Skulpturen). Dadurch erhalten die erzählten Geschichten eine veränderte Gestalt, erfahren eine hohe emotionale Verdichtung und entfalten einen tieferen Sinn. Oft eröffnen sich so auch Lösungsperspektiven. Es gibt heute erfahrene Gruppen, die für diese Spontaninszenierungen in den verschiedensten Kontexten zur Verfügung stehen.

Die Vorläufer des heutigen Psychodramas aus dem Bereich der spontanen Inszenierungen bieten gute Übungsmöglichkeiten für das Erleben und die Arbeit im Raum.

5.2 Die Methodik der Vignette

Unter psychodramatischen Vignetten versteht man Einakter, in denen das Anliegen eines Klienten mit Hilfe von Mitspielern auf einer Bühne inszeniert wird. Dabei handelt es sich entweder um eine konkrete

Situation, die nachgespielt wird, um ein Worst-case- oder Best-Case-Szenario, um »innere Landkarten« eines Themas o. Ä.

Im Unterschied zum klassischen Psychodrama werden keine Folgeszenen abgeleitet, die eine problematische Seite der Thematik weiter biografisch vertiefen und auf grundlegende Lebens- und Erlebensmuster zurückführen. Die Vignette beschränkt sich auf die Inszenierung der aktuellen Situation und ergänzt dies mit der Ableitung und dem Durchspielen von Lösungsideen aus dem Erleben der Mitspieler. Dies geschieht nicht im Sinne eines »pädagogischen Rollenspiels«, das eher dem Einüben gewünschter und für effektiv erachteter Verhaltens- und Erlebensweisen dient. Vielmehr werden aus dem Erleben der inszenierten Dynamik die Möglichkeiten von Entwicklungen ausgelotet. Die Arbeit setzt deshalb eher auf Energieflüsse und systemisch verstandene Zusammenhänge. Sie erlaubt Inszenierungen, die auch über das Ziel einer konkreten Verhaltensänderung hinausschießen und so neue Perspektiven öffnen.

Die Arbeit mit psychodramatischen Vignetten braucht Mitspieler, die als Stellvertreter zur Verfügung stehen. Optimal sind also Gruppen (Weiterbildungsgruppen, Supervisionsgruppen) oder Teams. Für die Inszenierung benötigt es einen Leiter oder Moderator, der die notwendigen Regieanweisungen gibt; und einen Protagonisten, der ein Thema, ein Anliegen, eine Frage zur Verfügung stellt. Der Leiter konkretisiert dann mit dem Protagonisten das Anliegen und erarbeitet ein Ziel als gewünschtes Ergebnis der Inszenierung.

Es wird eine Situation ausgewählt, in der sich das Anliegen des Protagonisten besonders deutlich zeigt. Diese Situation wird in einer kurzen Übersicht erzählt. Dann werden die notwendigen Mitspieler für die einzelnen Rollen ausgewählt (Stellvertreter). Als Rollen kommen die in der Situation handelnden Personen in Frage. Es können aber auch markante Gegenstände (Möbelstücke, Kunstwerke, Gebrauchsgegenstände …) als Rolle besetzt werden oder die Atmosphäre, die Stimmung in einem Raum o. Ä.

Es ist ein Gleichgewicht zu finden zwischen einer bunten und kreativen Schar von Rollen und der Übersichtlichkeit durch Begrenzung der Zahl der Mitspieler. Für die meisten Fragestellungen ist die Fokussierung auf vier bis sechs Rollen sinnvoll.

Als erster Schritt wird nach der Klärung des Arbeitskontrakts eine Bühne im Raum abgegrenzt. Dies dient der Unterscheidung zwischen der inszenierten Welt und der Welt der Gruppe, des Teams – mit ihren je eigenen Dynamiken. Es erleichtert es den Mitspielern, nach Ende der Inszenierung wieder aus den Rollen zu schlüpfen und in ihre eigene Identität im Erlebensraum der Gruppe zurückzukehren.

Der Bühnenraum wird dann eingerichtet *(staging)*, d. h., es wird geklärt, wo und wann die zu inszenierende Szene spielt. Das Zimmer, das Büro etc. werden auf der Bühne markiert, Türen und Fenster werden definiert, die wesentlichen Einrichtungsgegenstände werden markiert und durch Gegenstände oder Platzhalter (oder gegebenenfalls durch Mitspieler) dargestellt.

Der Prozess der Einrichtung der Bühne dient einerseits der Orientierung der Mitspieler und andererseits dem Einschwingen des Protagonisten auf die dargestellte Situation: Er wird durch konkrete Fragen nach den Sinneseindrücken in der Situation auf allen Wahrnehmungskanälen in die Situation geführt: »Was siehst du, wenn du aus dem Fenster schaust? Ist es hell oder dunkel in dem Raum? Ist es hier kalt oder warm? Wie riecht es hier? Ist es still, oder hört man Geräusche des Hauses, der Straße, hört man Stimmen? Ist es leicht, hier zu atmen? Ist gerade Sommer oder Winter? ...«

Im nächsten Schritt werden die einzelnen Rollen installiert. Dies geschieht vorzugsweise dadurch, dass der Protagonist die für die Szene wichtigen Verhaltensweisen vormacht. Dazu wechselt er in die jeweilige Rolle und erlebt sie bei dieser Gelegenheit aus der Innenperspektive. Der Stellvertreter übernimmt die vorgespielten Verhaltensweisen möglichst genau, d. h. in den Bewegungen, der Gestik, der Stimme und Stimmmelodie, der Sätze.

Es werden dann die Interaktionen nach der Vorgabe des Protagonisten durchgespielt. Der Protagonist spielt selbst mit, er hat allerdings vor Beginn der Inszenierung einen Stellvertreter bestimmt, der seine Rolle übernehmen kann, um ihm später die Betrachtung der Inszenierung aus der Außenperspektive zu ermöglichen.

Die Sequenz wird einige Minuten gespielt, gegebenenfalls durch den Protagonisten noch korrigiert. Im folgenden Prozess werden folgende Schritte in prozesshafter Kontinuität durchgeführt.

Rollenerweiterung: Die Stellvertreter beginnen, ihre Rollen entsprechend ihrer Wahrnehmungen *in* den Rollen zu »erweitern«, d. h., sie pointieren bestimmte Aspekte, fügen etwas hinzu, was sie in der Rolle und in den Interaktionen als besonders bedeutsam erleben. Dies wird vom Leiter mit dem Protagonisten auf Stimmigkeit mit seinem Erleben überprüft. Ziel ist es, den Inhalt der Szene, die Aussage zu präzisieren.

Rollenwechsel: Der Protagonist wechselt in die unterschiedlichen Rollen, spielt die Szene aus diesen Perspektiven durch. Dabei übernimmt er auch die Rollenerweiterungen und überprüft ihre Wirkung.

Perspektivwechsel: innen vs. außen: Der Protagonist schaut sich die Szene aus der Außenperspektive an und erzeugt damit neue Unterschiede in seiner Wahrnehmung. Aus dieser Perspektive können auch Schritte konzipiert werden, die zu einer Veränderung der Situation im Sinne einer Lösungsperspektive führen könnten. Zudem sind auch die Ressourcen zu besprechen, die für eine Lösung zur Verfügung stehen.

Doppeln: Eine der wichtigen Methoden des Psychodramas ist das Doppeln (Doppelgängertechnik). Dazu wird dem Protagonisten ein Alter Ego zugeordnet, das seine Körperhaltung, seine Bewegungen und Gesten nachempfindet. Die Resonanz, die dieses Imitieren in dem Doppelgänger auslöst, wird dem Protagonisten zur Verfügung gestellt. Der Doppelgänger spricht den vermuteten »inneren Dialog« des Protagonisten laut aus. Er hilft ihm damit, seine eigenen Wahrnehmungen zu präzisieren und auf Empfindungen zu fokussieren, die ihm so nicht präsent waren. Der Doppelgänger ist somit in einem Wechselspiel mit dem Protagonisten und treibt aus dieser Perspektive die Erkundungen und Lösungsentwicklungen voran. Äußerungen des Doppelgängers werden vom Protagonisten wiederholt, wenn sie stimmig sind, oder sie werden als nicht passend korrigiert.

In den psychodramatischen Vignetten wird die Funktion des Doppels meist nicht mit einer eigenen Person besetzt. Der Leiter geht hier zwischenzeitlich in die Funktion eines Doppelgängers.

Lösungsszenarien: Die Entwicklung der Lösungsszenarien kann – je nach Prozess – auf sehr unterschiedliche Weise erfolgen (Inszenierung einer Surplus Reality). Häufig betätigt sich der Protagonist als Regisseur, der die Szene umgestaltet: »Angenommen, die Beteiligten finden eine gute Lösung, die die Kräfte optimal bündelt: Wer verhält sich als Erster anders und wie?«

Ein anderer Weg ist es, die Stellvertreter in einem sich selbst organisierenden Prozess eine Lösung entwickeln zu lassen. Gelegentlich muss eine zusätzliche Rolle besetzt werden, die das bislang übersehene Lösungspotential in sich trägt. Insgesamt ist dies ein kreativer Prozess des spielerischen Findens und Erzeugens eines Lösungsspiels.

Wichtig ist, dass der Protagonist in den unterschiedlichen Rollen die Entwicklung der Lösung mitträgt und dass er einer abschließenden Sequenz in seiner eigenen Rolle die Lösung als stimmig erlebt.

Der Abschluss einer Vignette ist entweder das durchgespielte Lösungsszenario oder das Anspielen erster Ansätze für eine Lösung, die sich aus der gespielten Eingangsszene ergeben.

Die Stellvertreter werden aus ihren Rollen entlassen und wechseln wieder von der Bühne in den Raum der Gruppe. Dort finden dann gegebenenfalls Nachbesprechungen statt.

Nachbesprechungen

a) Sharing

Sharing ist ein Gruppenprozess zum gegenseitigen (Mit-)Teilen von Erfahrungen ähnlich denjenigen, die der Protagonist soeben inszenierte. Es stellt das Gleichgewicht der persönlichen Öffnung wieder her, das der Protagonist durch die Inszenierung seiner Geschichte verschoben hat. Es ermöglicht es den Mitspielern außerdem, aus der oft eindrücklichen Wahrnehmung in den Stellvertreterrollen wieder als sie selbst mit ihrer eigenen Geschichte wahrgenommen zu werden.

b) Rollenfeedback

Das Erleben der Stellvertreter in den Rollen enthält oft zusätzliche wichtige Informationen für den Protagonisten, die seine Wahrnehmung, Bewertung und Erklärung der Situation verändern können. Es wird oft eine zusätzliche rationale Bearbeitungsebene ermöglicht, ergänzend zum stattgehabten körperlich-emotionalen Aspekt des Spiels.

c) Reflexion des Prozesses

Dieser Schritt umfasst sowohl die Analyse des Ablaufs und der einzelnen Veränderungs- und Entwicklungsschritte als auch die methodischen Reflexionen.

d) Transfer und Zukunftsperspektive

Die Konsequenzen aus der Vignette und die Beschreibung erster möglicher Schritte in den dargestellten Lebenszusammenhängen bilden den Abschluss dieser Arbeitseinheit.

Meist empfiehlt es sich, die Nachbesprechungen ab b) erst nach einer Pause durchzuführen, um den emotionalen Nachhall der Inszenierung eine Zeit lang wirken zu lassen.

6. Die Arbeit mit Skulpturen

6.1 Einführung

Die Arbeit mit Skulpturen hat eine sehr starke Verbreitung gefunden, z. B. in der Familientherapie, wo sie von Virginia Satir eine eigene Prägung erhielt. Eine Skulptur ist in der ursprünglichen Wortbedeutung ein »bildhauerisches Kunstwerk«. Für die aktionsmethodische Arbeit hat sich dieser Begriff eingebürgert, obwohl der künstlerische Prozess das Abtragen von Material (Meißeln, Schnitzen) meint. Passender wäre eigentlich »Plastik«, denn die Plastik entsteht in der Kunst durch Hinzufügen, Auftragen oder Zusammenfügen.

Die Skulptur als Aktionsmethode stellt ein Thema, ein Problem oder eine Lösung mit Hilfe von Menschen dar und bedient sich der Anleihen aus der Bildhauerei. Skulpturen sind eine der im Psychodrama entwickelten Inszenierungsmöglichkeiten. Dabei wird – im Unterschied zur klassischen szenischen Spielform des Psychodramas – eine eher statische Darstellung gewählt.

Skulpturen werden genutzt, um Familien, Paare, Teams, Anliegen, Probleme, Lösungen, Zukunftsszenarien, »Liebe, Tod und Teufel« in einer dreidimensionalen Form im Raum zu modellieren. Sie haben sich in der therapeutischen Selbsterfahrung, der Teamentwicklung und Organisationsentwicklung u. Ä. als sehr brauchbare und handhabbare Methode zur Darstellung von Konflikt- oder Problemsituationen und zur Entwicklung von Lösungen gezeigt.

Für die Bestandteile der Skulptur werden Menschen (in der Sprache des Psychodramas: Stellvertreter, Hilfs-Ichs) und Gegenstände (z. B. Tische, Stühle) genutzt. Dem Klienten (in der Sprache des Psychodramas: dem Protagonisten) stehen die Mitglieder einer Gruppe zur Verfügung, mit deren Hilfe er seine Skulptur errichtet. Notfalls geht das natürlich auch ausschließlich mit Gegenständen.

Man arbeitet mit der gestischen, mimischen und auch stimmlichen Ausdruckskraft der beteiligten Personen und mit der Qualität und Intensität von Wahrnehmungen, Emotionen und Beziehungen, die durch die Körperhaltungen ausgedrückt werden. Der Protagonist schafft die Skulptur seines Anliegens selbst, er erhält dabei eine fachkundige Moderation.

Die einzelnen Teile, die in die Skulptur einzuarbeiten sind, werden in einem Vorgespräch vereinbart. Das Kriterium für die Auswahl der Teile ist ihre Bedeutung für die Erarbeitung der angestrebten Lösung. Teile der Skulptur können sein: Personen, Personengruppen, Themen, Gefühle, Leitsätze, Atmosphären, Symptome, Aufgaben, Fähigkeiten, Ressourcen, Vorbilder u. v .a. m. Die Teile der Skulptur werden jeweils von einem Gruppenmitglied dargestellt, das der Protagonist ausgewählt hat.

Auch bei der Skulpturarbeit kann – wie in der Soziometrie und im Unterschied zur Aufstellungsarbeit – methodisch mit systemfremden Rollenspielern (Stellvertretern) oder mit Personen des dargestellten Systems selbst gearbeitet werden. Bei der direkten Skulpturarbeit mit dem Originalsystem wird entweder ein Systemmitglied beauftragt, seine Sicht des Systems darzustellen, oder alle Mitglieder des Systems werden angeregt, in einem gemeinsamen Prozess eine Darstellung ihres Systems zu entwickeln.

Im Unterschied zu anderen Aktionsmethoden (insbesondere den verschiedenen Formen der Aufstellungsarbeit) spielen die Körperhaltungen, Gestik und Mimik, eventuell auch Bewegungen (wie in den Skulpturen von Jean Tinguely) sowie Geräusche, Sätze etc. eine zentrale Rolle. Damit kann das jeweilige Thema sehr reichhaltig illustriert werden.

Die unbestrittene Meisterin der Skulptur war Virginia Satir. Sie integrierte die Skulpturarbeit in die Familientherapie. Dabei wurden die Familienmitglieder selbst zu einem Teil der Skulptur ihrer Familie. Mit dieser Skulptur konnten dann Veränderungsprozesse entwickelt und durchgespielt werden. Veränderungen – z. B. auf der Beziehungsebene zwischen den Generationen – konnten so von allen Beteiligten unmittelbar erlebt werden. Der räumlich-körperliche Vollzug von Veränderungen, der Probleme und ihrer Lösungsoptionen ergänzt bei diesem Vorgehen die sprachliche Ebene.

6.2 Die Methodik der Skulptur

Nach der Klärung der Fragestellung und der Indikationsstellung für die Skulpturarbeit beginnt der Prozess der Aktionsmethode mit der Auswahl der Bestandteile der Skulptur.

Geht es z. B. einem Paar um die Entscheidung für ein Kind, könnten als Bestandteile einer Skulptur ausgewählt werden:

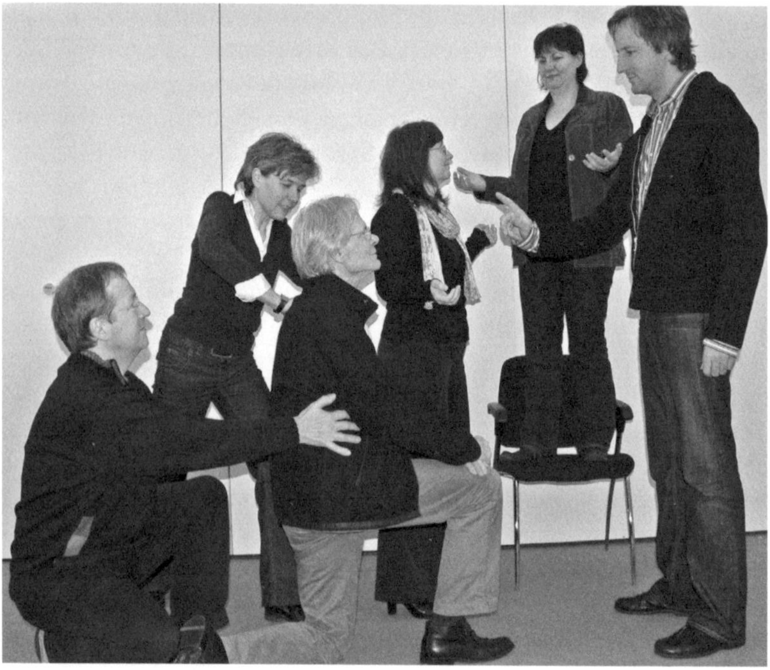

Abb. 10: Die Skulptur

- die beiden Partner
- ein mögliches Kind
- andere Lebensoptionen (A, B, C)
- die Familientraditionen der Ursprungsfamilien
- das berufliche Engagement jedes Partners.

Geht es einem Team um die Integration eines neuen Projekts, könnten als Bestandteile der Skulptur definiert werden:

- die Mitglieder des Teams (oder zusammengefasste Subgruppen bei größeren Teams)
- das neue Projekt
- die bisherigen Aufgaben
- die Kunden
- die Finanzen.

Die Anweisung für den Aufbau einer Skulptur lautet: »Baue aus den Personen eine Skulptur, die deinem Bild der Situation entspricht.

Es wird eine Skulptur entstehen, die in einem Museum ausgestellt werden kann. Forme die Skulptur so, dass sie deine Sichtweise ausdrückt. Du kannst die hier verfügbaren Menschen und Gegenstände als ›Material‹ für deine Skulptur nutzen.« Erweitert werden kann die Anweisung dadurch, dass jedem Teil der Skulptur ein Satz zugeordnet wird.

Zwei Varianten zur Erstellung der Skulptur sind möglich:

a) Der Bildhauer (Protagonist) formt jede Person mit Körperhaltung, Gestik, Blickrichtung, Mimik etc. und in den Beziehungen zu den anderen Teilen der Skulptur.
b) Es werden die Positionen der Skulpturteile im Rollenwechsel vom Protagonisten vorgemacht und dann von den dafür bestimmten Personen übernommen.

Die zweite Variante hat den Vorteil, dass auf diesem Wege der Protagonist die Möglichkeit hat, die Innenperspektive der Skulptur in ihren verschiedenen Bestandteilen schon beim Installieren zu erleben. Sollen den Teilen der Skulptur Sätze gegeben werden, sind aus den jeweiligen selbsterlebten Positionen heraus ohnehin sehr viel treffendere Sätze zu erwarten.

Abschließend wird der Skulptur ein Titel gegeben: »Angenommen, diese Skulptur wird in einem Museum ausgestellt, welcher Titel steht auf dem Schild?«

Die weitere Arbeit ist gekennzeichnet durch einen wiederholten Wechsel der Perspektiven. Der Protagonist betrachtet die Skulptur aus verschiedenen Richtungen, geht um die Skulptur herum. Er wechselt in Teile der Skulptur, um die Innenperspektiven auszuloten. Die an der Skulptur beteiligten Personen können zudem ihre Wahrnehmungen, Empfindungen, ihre Ideen aus dem Erleben von Position, Haltung, Gestik etc. in den Prozess einbringen.

Aus diesen Schritten ergibt sich dann die Frage: »Angenommen, du hast dein angestrebtes Ziel erreicht, du hast für dich (ihr habt für eure Paarbeziehung, für euer Team etc.) eine gute Lösung gefunden, wie sieht die Skulptur dann aus? Welche Veränderungen haben sich dann an der jetzt hier dargestellten Skulptur vollzogen, und wie ist das genau passiert?«

Die Entwicklung des Zukunftsbildes, das durch diese Frage eingeleitet wurde, kann auf zwei Wegen vollzogen werden:

a) Die Skulptur wird umgearbeitet in die Skulptur des Lösungsbildes. Wichtig ist dabei, dass die Elemente der Ausgangsskulptur in der Lösungsskulptur vorkommen müssen (also es fliegt nichts einfach raus). Ergänzungen und zusätzliche Teile sind aber möglich. Anschließend wird der Frage nachgegangen, welche konkreten Schritte von der Ausgangs- zur Lösungsskulptur gegangen werden müssen.
b) Die Entwicklung der Lösungsskulptur wird als ein Aktionsprozess gestaltet. Dazu werden die einzelnen Teile der Skulptur verändert. Die Veränderungsdynamik speist sich dann aus mehreren Quellen:

- aus den Ideen, die der Protagonist selbst aus der Außenperspektive hat und »einbaut« (oder vormacht)
- aus den Wahrnehmungen des Protagonisten in den unterschiedlichen Teilen (Rollen) der Skulptur, vor allem auch aus der Wahrnehmung seines eigenen Platzes (»Nimm den Platz und die Haltung von XY in der Skulptur ein. Welche Veränderungen wären für dich aus der Wahrnehmung dieses Teils gut, was würde deine Situation verbessern?«)
- aus zahlreichen Rollenwechseln, die überprüfen, ob die Veränderung des einen Teils von den anderen Teilen akzeptiert wird
- aus den Wahrnehmungen der Stellvertreter in der Skulptur, die sprachlich formuliert oder durch Erweiterung und Pointierung ihrer Rollen eingespielt werden.

Es entsteht so ein komplexer Prozess mit zahlreichen Wechselwirkungen, die über Rollenwechsel miteinander verbunden werden. In dem Prozess der Nachbearbeitung können dann die weiteren Entwicklungsschritte konkretisiert werden, die den Transfer in die weitere Entwicklung des Klienten, des Paars, des Teams ... ermöglichen.

Die Variante b) hat den Vorteil, dass der Weg vom Ausgangspunkt zur Lösung mit vielen Facetten und mit den Sinnen, mit körperlicher Aktivität, mit Inszenierungselementen und mit Sprache entwickelt wird, wodurch oft eine hohe Stimmigkeit und Eindrücklichkeit erreicht werden.

6.3 Indikation

Skulpturarbeit ist dann besonders geeignet, wenn die sprachlichen Optionen erweitert werden sollen, einerseits durch die verstärkte Wahrnehmungen anderer Sinneskanäle und durch die Dreidimensionalität des Raumes. Andererseits lässt die Skulpturarbeit meist ein sehr hohes kreatives Potential entstehen, das Lösungsoptionen oft völlig neue Dimensionen eröffnet. Deshalb ergeben sich Einsatzmöglichkeiten insbesondere dort, wo komplexe Lösungen angestrebt werden, wo Kreativität und spielerische Zwischenschritte nützlich erscheinen und wo andere Herangehensweisen (Sprache, Visualisierungen etc.) noch nicht zu tragfähigen Lösungen geführt haben.

6.4 Sonderformen

Die Arbeit mit Skulpturen bietet zahlreiche Einsatzmöglichkeiten, so auch zur Modellierung des Zielszenarios, wie es in der Beschreibung der Arbeit mit der Lebenslinie gezeigt wurde. Im Folgenden werden als Beispiele die Skulpturierung der Wunderfrage (besser: der Antworten auf die Wunderfrage) und der Externalisierung kurz beschrieben. Dies dient auch der Anregung, mit den vielen Möglichkeiten, die Skulpturen bieten, mutig zu experimentieren.

6.4.1 Skulpturierung der Wunderfrage

Die Wunderfrage ist von S. de Shazer und I. Kim Berg eingeführt worden (de Shazer 1995). Sie erfragt die konkreten Effekte eines (unbemerkten, deswegen meist nachts stattfindenden) Wunders, das die Probleme eines Klienten löst. Was ist nach diesem unbemerkten Wunder konkret anders, woran sind die Veränderungen konkret zu bemerken? Durch diese Intervention gelingt es, das Zielszenario des Klienten zu erfragen und die genauen Anzeichen eingetretener Lösungen aus den verschiedenen Perspektiven der Beteiligten zu beschreiben. Die dadurch erreichte »Lösungstrance« fokussiert die Suchbewegungen auf die Lösungen.

Die Wunderfrage wird meist sprachlich eruiert. Sie bietet sich allerdings auch sehr gut für aktionsmethodische Erkundungen an (psychodramatische Vignette oder Skulptur). Dies hat den Vorteil, dass das Lösungsbild körperlich erlebt werden kann. Oft verliert die Wunderfrage in der sprachlichen Auskleidung der Antworten an Kraft, oder die Ergebnisse können nur schwer mit den erlebten Wirklichkeiten in Deckung gebracht werden:

- Eine psychodramatische Vignette kann die Lösung am Morgen nach der Wundernacht inszenieren. Dazu wird die Situation ausfindig gemacht, in der der Klient und/oder einer der wichtigen Beziehungspartner erstmals bemerken, dass etwas anders geworden ist – nämlich dass das Problem fehlt. Inszeniert wird dann das, was stattdessen passiert.
- Mit einer Skulptur wird modelliert, was am Morgen oder am Tag nach der Wundernacht anders ist. Die wichtigen Aspekte werden zunächst erfragt (ruhiges Erwachen nach erholsamer Nacht, veränderte Gefühle, Leichtigkeit, mehr Atmung, freundliches Gesicht, erhöhter Energielevel, achtsame Wahrnehmung, neue Handlungssequenz, veränderte Reaktionen des Partners etc.). Es werden daraus die wichtigsten Aspekte ausgewählt, so dass sie von Stellvertretern in der Skulptur dargestellt werden können. Die Skulptur erhält dann einen Titel (z. B. »Der Morgen danach«).

Der Aufbau der Skulptur erfolgt nach dem oben beschriebenen Ablauf. Wichtig sind wieder häufige Rollenwechsel mit den Stellvertretern, so dass die Lösungsskulptur in ihren verschiedenen Facetten direkt körperlich erfahren werden kann. Die Skulpturen der Wunderfrage enthalten oft Bewegungen, den Teilen lassen sich (Lösungs-)Sätze oder oft einfach nur kraftvolle Geräusche zuordnen.

Der Klient betrachtet die Skulptur abschließend von außen, und es werden die wichtigsten Erlebnisse und Erkenntnisse erarbeitet, aus denen dann konkrete erste Schritte abzuleiten sind.

6.4.2 Skulpturen mit Externalisierungen von Problemen

Die Methodik der Externalisierung wurde von M. White in die psychotherapeutische Arbeit mit Kindern eingeführt. Sie folgt der Grundidee, dass Symptome oft als Teil der eigenen Persönlichkeit erlebt werden – mit der entsprechenden emotionalen Resonanz: Scham-, Schuld- und Versagensgefühle, eine geringe Beziehung zu dem eigenen Wert etc.

M. White (White u. Epston 1990) hat beschrieben, dass Kinder deutlich mehr Erfolg beim Überwinden von Symptomen haben und auch mit mehr Unterstützung der Eltern rechnen können, wenn das

Symptom »nach draußen« verlegt wird. Es kann dann gemeinsam als Feind bekämpft werden, man stellt sich einer Herausforderung (besonders bekannt geworden sind Whites Behandlungen mit Hilfe von Externalisierungen bei kindlichem Einnässen und Einkoten). Die Zusammenarbeit der Betroffenen gegen ein Problem wird also gefördert, Möglichkeiten des Dialogs anstatt eines Monologs über mögliche Lösungen werden geschaffen. Der Klient »hat« dann nicht das Symptom oder »ist« symptombehaftet und kann sich gelassener und effektiver der Lösung widmen. Er setzt sich von der beherrschenden Problemgeschichte ab und kann neue Geschichten über das externalisierte Problem und die Lösungsoptionen erzeugen.

Das Verlagern von Symptomen, Problemen, Fragen etc. »nach draußen« ist ein Prinzip, dass sich von aktionsmethodischen Ansätzen gut aufgreifen lässt:

- Psychodramatische Vignetten können z. B. in inszenierten Darstellungen zeigen, wie externalisierte Probleme agieren, sich den Klienten nähern, sie bezwingen wollen, von ihnen Besitz ergreifen wollen, sich anschmiegen wollen ... und wie dann die erfolgreiche Auseinandersetzung aussehen kann. In diesen Lösungsprozess können Menschen aus dem sozialen Netzwerk und können Ressourcen, Erfahrungen früherer erfolgreicher Auseinandersetzungen etc. einbezogen werden. Auch dieses Lösungsgeschehen wird inszeniert.
- Skulpturen stellen Externalisierungen hervorragend dar und laden zu neuen Lösungsgeschichten ein. Die Arbeit wird in drei Schritten durchgeführt:
  a) Zunächst wird das externalisierte Problem (Symptom o. Ä.) als Teilskulptur dargestellt. Dabei werden die Anteile des Problems, die Dynamiken, Energien und Besonderheiten herausgearbeitet.
  b) Eine Skulptur des Klienten wird erstellt mit seiner Beziehung zum Problem und mit seinen Netzwerken, Ressourcen, Erfahrungen etc. Sie wird zu der Teilskulptur des externalisierten Problems in Beziehung gesetzt, so dass sich eine Gesamtskulptur ergibt: Klient mit externalisiertem Problem.
  c) Die in dieser Gesamtskulptur entstehenden Ideen, Geschichten und Impulse werden dafür genutzt, Lösungsansätze zu entwickeln, die wieder über konkrete Veränderungen der Skulptur erkundet und weiterentwickelt werden können.

Die Skulpturierung von externalisierten Problemen sollte in Gruppensettings durchgeführt werden, damit man mit Stellvertretern arbeiten kann. Wichtig sind auch bei dieser Arbeit häufige Rollenwechsel des Klienten in die unterschiedlichen Teile der Skulptur mit dem Ziel, die sich verändernde Problemgeschichte zu erspüren und die Lösungsoptionen durch ständige Perspektivwechsel zu entwickeln. Über die Externalisierung kann ein Prozess angestoßen werden, der zu sehr lustvollen Inszenierungen mit neuen und kreativen Geschichten um das Problem und um die Lösungsoptionen führt.

Im Einzelsetting können Skulpturen externalisierter Probleme mit Symbolen oder mit Gegenständen gebaut werden. Auch dabei vollzieht der Klient die entsprechenden Rollenwechsel.

In Paartherapien lassen sich über die Externalisierungen oft auch festgefahrene Themen (Sexualität, Streite, Balance von Geben und Nehmen ...) als außerhalb der Personen liegende gemeinsame Herausforderungen definieren und im Raum lokalisieren und visualisieren. Sie können so leichter angegangen werden.

7. Die systemische Fotoinszenierung

»Wenn ich die Geschichte in Worten erzählen könnte, brauchte ich keine Kamera herumzuschleppen.«

Lewis W. Hine

7.1 Einleitung

Die systemische Fotoinszenierung ist eine Methode, die von Heiko Preller und mir entwickelt worden ist. Sie ist für die Arbeit in Seminaren und Workshops, bei Prozessen der Team- und der Organisationsentwicklung konzipiert worden.

Sie ist besonders geeignet für Entwicklungen, die eine hohe Vernetzung der Mitglieder eines Systems und einen intensiven Austausch über die »inneren Landkarten« der Beteiligten erfordern. Fusionsprozesse, die das Zusammengehen von unterschiedlichen Teams erfordern, Einbindungen von Projekten, Neugründungen von Arbeitseinheiten, Ausrichtungen auf (neue) Ziele etc. lassen sich mit dieser Methode verdichten. In Weiterbildungskontexten können wichtige Impulse zu so unterschiedlichen Themen wie z. B. der Konstruktion von Wirklichkeiten, der Wirkung von Perspektivwechseln, der Ankoppelung von unterschiedlichen Systemen aktionsmethodisch erfahren werden.

Die Methode nutzt die Erfahrungen der Beteiligten mit dem Medium Fotografie: Sie setzt auf die Bekanntheit und Faszination des Mediums und auf die Übung, die fast alle im Umgang mit Fotografie haben. Es wird damit eine hohe Konzentration in der Bearbeitung der Themen erreicht. Das Medium Fotografie lässt sich deshalb auch für weitere, anschließende Arbeitsprozesse nutzen (Fotodokumentationen des eigenen Arbeitsbereichs, fotografische Suche nach Kraftquellen, Lösungssymbolen u. Ä., Fotogeschichten von Veränderungsprozessen etc.). Die Methode hat darüber hinaus auch Anschluss an die Fotografie als Medium der Kunst und öffnet sich damit den Methoden, die Kunstwerke als wichtige Impuls- und Ideengeber in die Arbeit einbeziehen (s. Kap. 8).

Die systemische Fotoinszenierung bringt den Aspekt der Inszenierung mit dem der Fotografie zusammen, um auf diesem Wege eine

Vielschichtigkeit zur Bearbeitung von Themen zu erreichen. Es werden sowohl die Ressourcen der räumlichen Darstellung durch Inszenierungen und die damit verbundenen emotionalen und körperlichen Erfahrungen genutzt als auch das optische Medium der Fotografie.

Das Ganze besteht aus einem mehrschrittigen Prozess mit Inszenierungen und Skulpturen, die fotografiert werden, Auswertungen der Fotografien, Reinszenierungen und Veränderungen der Fotografien und erneuten, vergleichenden Auswertungen der entstandenen Werke. Es wird in soziometrischer Tradition mit Kriterien gearbeitet, die aus dem Ziel und dem angestrebten Ergebnis der Veranstaltung abgeleitet werden. Abschließend wird der konkrete Transfer der Erfahrungen in den Alltag geplant (Teamarbeit, Projektarbeit, Weiterbildung ...).

Der Prozess ist so konzipiert, dass eine andauernde Kommunikation zwischen den Teilnehmenden erforderlich ist, damit sie handeln können. Dies gilt für den Gruppenprozess der Inszenierung, Skulpturierung und des Fotografierens wie auch für die Phasen der Auswertungen und der Reinszenierung.

Mit den Phasen der Betrachtung der Ergebnisse mittels Großbildprojektion wird ein ständiger Wechsel der Perspektiven angeregt. Das Handeln und das Konstruieren von Wirklichkeiten mittels Fotografie, dann das Beobachten, die Auswertungen und Feedbackschleifen und schließlich das erneute Handeln etc. sind als vernetzter Prozess mit zahlreichen Wechselwirkungen und damit als ein lernendes System konzipiert. Die Arbeitsbedingungen (Beleuchtung, Kamera, Filmmaterial bzw. Speichermedien, Reproduktionsmedien, eventuell Fotostudio etc.) geben die Randbedingungen für diesen Prozess vor. Die Fotografie wird als ein zirkulärer Prozess verstanden, in dem der Fotograf, das Objekt und der Betrachter in Wechselwirkung stehen.

Die systemische Fotoinszenierung hat mehrere Quellen: Einerseits sind es die vielfältigen Formen von Inszenierungen unterschiedlichster Art, andererseits ist es die Fotografie mit ihren Erweiterungen durch die digitale Fotografie. Beides – die Inszenierung und die Fotografie – miteinander zu verbinden und damit neue Perspektiven zu öffnen war der Anreiz für das Experimentieren mit der Methode.

Es folgt hier zunächst eine Ableitung der systemischen Fotoinszenierungen aus den drei Bestandteilen des Wortes: Inszenierung, Fotografie und systemisch. Anschließend werden die einzelnen Schritte des Arbeitsprozesses beschrieben.

Inszenierung: Bei der systemischen Fotoinszenierung werden im ersten Arbeitsschritt Themen inszeniert. Dabei wird auf die psychodramatisch-soziometrische Inszenierungstradition zurückgegriffen, die oben dargestellt wurde. Das Stegreiftheater, die psychodramatische Vignette, die Skulptur, die »fließende Skulptur« des Play-back-Theaters, die aktionssoziometrischen Inszenierungen – alle diese Formen stehen für die Arbeit zur Verfügung. Wichtig sind die Aspekte des In-Szene-Setzens eines Themas und das gemeinsame Erleben in den verschiedenen Rollen und Teilen der Inszenierung. Dabei nutzen die Teilnehmer die ihnen jeweils naheliegende Form der Inszenierung. Am häufigsten wird die Methode der Skulpturierung eingesetzt (vgl. auch Kap. 5).

Die Inszenierung eines Themas als ein gemeinsamer Prozess erfordert neben dem Umgang mit den gruppendynamischen Aspekten einen ständigen Wechsel zwischen der Innen- und der Außenperspektive. Die Umsetzungsideen müssen beschrieben und im Handeln probiert, angeschaut und korrigiert werden. Die Teile der Skulptur, die Figuren der Inszenierung werden im Sinne von Stanislawski gefüllt: mit dem »Aufsaugen und Fixieren der emotionalen Erlebnisse«. Dieser Prozess lässt immer neue Facetten des Themas entstehen, die in die Inszenierung eingearbeitet werden.

Durch die Aufgabe, die Inszenierung zu fotografieren, wird in der Gruppe gleichzeitig die Idee der Außenperspektive beständig wachgehalten. Der Inszenierungsprozess wird zeitlich begrenzt und mit der Fotografie des Ergebnisses beendet. Nach der anschließenden Phase der Außen- und Metaperspektive (Betrachtung der Fotos und Reflexion des Prozesses der Entstehung) wird die Inszenierung erneut aufgenommen.

Themen einer systemischen Fotoinszenierung können z. B. sein:

- die optimale Lernatmosphäre am Beginn einer Weiterbildung
- das Team nach dem gelungenen Teamentwicklungsprozess
- die noch unbekannte Lösung eines chronischen Konflikts
- die gelungene Integration der neuen Teammitglieder
- der erfolgreiche Abschluss des neuen Projekts
- die gelungene Fusion der Teams
- der Aufbau eines neuen Netzwerks
- die kraftvolle Verankerung des neuen Produkts usw.

Eine besonders anspruchsvolle und intensive Arbeit lässt sich durch folgende Themen anregen:

- der Moment, in dem sich das Neue zeigt
- die ersten Spuren des Neuen
- das was die Zukunft von euch braucht, um in die Welt zu kommen (Formulierung in Anlehnung an Scharmer 2005).

Bei der Arbeit mit diesen Themen öffnet sich die Wahrnehmung in die Zukunft (s. dazu auch Abschnitt 4.5). Es entstehen Bilder und Eindrücke, die manchmal flüchtig sind, mit denen aber experimentiert werden kann. Dadurch erhalten sie eine körperliche, handwerkliche Gestalt, die fotografisch erfasst und später betrachtet werden kann.

Systemisch, konstruktivistisch: Folgende Aspekte verweisen auf die konstruktivistischen und systemischen Hintergründ der Methode. Die Auseinandersetzung mit der Konstruktion von Wirklichkeiten erfolgt einerseits mit dem Einsatz des Mediums Fotografie. Welche Geschichte soll mit der Inszenierung und der davon angefertigten Fotografie erzählt werden? Welche Stilmittel, welche Strukturen, welche Erzählkultur werden eingesetzt? Es wird andererseits mit den Sehgewohnheiten der Betrachter gespielt und damit, wie Menschen vor dem Hintergrund ihrer Lebensgeschichte, ihrer Erzählgewohnheiten etc. eigene Geschichten aus Fotografien erzeugen. Die Perspektive des Betrachters wird dadurch herausgearbeitet, dass die inszenierten Fotografien anschließend jeweils von einer anderen Gruppe reinszeniert und weiterentwickelt werden. Die Ähnlichkeiten und Unterschiede der Erzählungen sind insofern höchst aufschlussreich, als sie Ähnlichkeiten und Unterschiede der Wahrnehmung und der Bedeutungsgebung zeigen. Damit kann sowohl für Teamentwicklungsprozesse, Fusionen o. Ä. und auch für Weiterbildungsprozesse von Beratern (für Individuen, Teams und Organisationen) ein zentrales Thema erlebbar gemacht werden: das Thema der Ankoppelung oder der »Passung« von Systemen: Wie koppelt ein System an die Geschichten und die Kultur eines Systems an, die in den Fotografien dargestellt werden sollen? Die Sensibilisierung für dieses Thema, die Aha-Effekte, die sich gerade dazu bei dem Vergleich der entstandenen Fotografien zeigen, können wichtige Impulse für die Passung von Systemen liefern (z. B. bei der Gestaltung einer Fusion oder bei dem Ankoppeln eines Beraters an seine Kunden).

Durch den Wechsel der Perspektiven, der in der systemischen Fotoinszenierung besonders häufig und sinnenreich angeregt wird, wird das »stereoskopische Sehen« zum System erhoben. Mitte des 19. Jahrhunderts wurde das Stereoskop erfunden, das bei dem Streben, die Wirklichkeit möglichst getreu wiederzugeben, das »beidäugige Sehen« in die Fotografie einführen sollte. Man fertigte zwei leicht verschobene Fotografien von demselben Sujet an und betrachtete das Ergebnis durch ein zweiäugiges Stereoskop und konnte so dreidimensionale Bildeindrücke erzeugen. Sie wurden genutzt, um narrative Genredarstellungen zu veranschaulichen, bevor später »die Bilder laufen lernten«. Die Stereoskopie wurde so eine Metapher für die Vollständigkeit und Mehrdimensionalität bei der Erfassung und Konstruktion von Wirklichkeit. Durch den Prozess der inszenierten Fotografie wird ein »beidäugiges Sehen« zu einer alle Sinne erfassenden Erlebensqualität.

In der komparativen Beschreibung des Systemischen (Varga von Kibéd 2005, S. 202 ff.; Sparrer 2006, S. 40) erzeugt die Arbeit mit der Fotografie eine systemischere Arbeitsweise durch:

- die zahlreichen Beziehungsaspekte in den Inszenierungen
- die Bezüge zu den unterschiedlichen Kontexten und Beobachtern (der Gruppe, dem Gesamtsystem, dem Fotografen, den Betrachtern ...)
- den zirkulären, von den Fotos unterstützten Lern- und Entwicklungsprozess mit zahlreichen Rückkoppelungsschleifen
- die Wechselwirkungen zwischen den unterschiedlichen Sinneseindrücken und Beschreibungsebenen
- die Fokussierung auf die interaktionellen Aspekte in den Inszenierungen und zwischen Objekt und Fotograf
- die in den Fotografien beobachtbaren Fluktuationen von Energie und Lösungskraft.

7.2 Die Fotografie

7.2.1 Zur Geschichte

Fotografie wird in der systemischen Fotoinszenierung als Methodik und Technik seingesetzt. Dies geschieht nicht unabhängig von der Ideengeschichte der Fotografie. Alle haben heute vielerlei persönliche Erfahrungen mit der Fotografie, haben ihre eigenen Vorstellungen, Ansprüche, Erlebnisse.

Im Folgenden sollen einige Ausschnitte aus der Geschichte der Fotografie etwas ausführlicher dargestellt werden. Damit soll die große Spannbreite des Mediums Fotografie deutlich gemacht werden. Gleichzeitig sollen damit die vielfältigen Einsatzmöglichkeiten in der systemischen Fotoinszenierung angedeutet und kreative Weiterentwicklung soll angeregt werden.

Dieser Exkurs verfolgt einen weiteren Zweck: Viele Aspekte des Einsatzes von Aktionsmethoden mit einer systemisch-konstruktivistischen Haltung finden sich in der Geschichte der Fotografie und ihrer reichhaltigen Bilderwelt wieder. Z. B. sind in der Fotografie die Fragen nach Wirklichkeit und Abbild, Themen wie Perspektiven und Perspektivwechsel, Rollen und Identitäten, Momentaufnahmen und Prozesse, von Sprache und Grammatik, Selbstreferentialität etc. intensiv geführt worden (vgl. z. B. Schmalriede 1992; Schmalriede u. Hennig 2001; Sontag 1980). Fotografie und Familientherapie bzw. Psychotherapie haben zeitgleich die gleichen Diskurse geführt, ohne dass es zu direkten Verbindungen und gegenseitigen Befruchtungen kam. Die systemischen Fotoinszenierungen stellen dafür jetzt einen Brückenschlag auf der Handlungsebene dar. Und der Ausflug in die Geschichte der Fotografie bebildert die aus dem systemischen Diskurs bekannten Positionen.[2]

Die Frage, was die Wirklichkeit sei, und insbesondere die Frage, ob die Fotografie Wirklichkeit abbilde – sogar abzubilden habe –, ist seit Beginn der Fotografie diskutiert worden. Interessant ist, dass mit dem Aufkommen konstruktivistischer und radikal konstruktivistischer Strömungen diese Diskussion auch in der Fotografie wieder auflebte. Es verstärkten sich Positionen, die sich klar von der Idee abgrenzten, dass Fotografie die Wirklichkeit möglichst ohne Eingriffe des Fotografen zu dokumentieren habe. Die sogenannte Objektivität der Fotografie wurde in Frage gestellt. Bis dahin war der Begriff des »Realismus« Programm für viele Fotografen (z. B. Henri Cartier-Bresson) und wurde zum eigentlichen »Wesen« der Fotografie erklärt. Das Programm

2 Die folgenden Ausführungen werden dann ein besonders vergnüglicher Ausflug sein, wenn Leser und Leserinnen dazu die Bilder der hier zitierten Fotografen zur Illustration anschauen. Da dies hier drucktechnisch und urheberrechtlich an Grenzen stößt, folgender Tipp: Bei *Google* oder einer anderen Suchmaschine den erwähnten Fotografen eingeben, dann werden sofort die verfügbaren Bilddateien angezeigt, in denen die erwähnten Bilder leicht zu identifizieren sind.

des Realismus veränderte sich im Laufe der Jahre von dem Auftrag, die Welt abzulichten, so wie sie wirklich sei, zu der Idee, mit der Fotografie das wiederzugeben, was der Fotograf »wirklich« wahrnimmt.

> »Das Realismus-Programm der Fotografie basiert letztlich auf nichts anderem als auf dem Glauben, dass die Wirklichkeit verborgen ist. Und da sie verborgen ist, muss sie enthüllt werden. Alles, was die Kamera protokolliert, ist Enthüllung [...]. Fotografien schildern Wirklichkeiten, die bereits existieren, wenngleich nur die Kamera sie enthüllen kann« (Sontag 1980, S. 116).

Fotografien erzeugen also auch in der Ideenwelt des Realismus etwas Einzigartiges, etwas, was das Vertraute in einem anderen Licht, aus einer ungewohnten Perspektive, in einem ungewöhnlichen Moment zeigt. Das Vertraute wirkt dann geheimnisvoll, unvertraut, entfremdet. Das Foto zeigt die Wirklichkeit so, wie wir sie noch nie zuvor gesehen haben. Diese Idee wurde schon erzeugt, als es im 19. Jahrhundert möglich wurde, durch Serien von hintereinanderstehenden Kameras die Bewegung von Menschen und Tieren sichtbar zu machen. Man konnte damals erstmals sehen, dass es beim Galopp des Pferdes einen Moment gibt, in dem die vier Hufe gleichzeitig in der Luft sind.

Es wurde im Realismus auch der Diskurs über die Viereckbeziehung von Fotograf – Fotoapparat – Sujet – und Bild geführt. Für den Maler, Fotografen und Lehrer am Bauhaus, László Moholy-Nagy, ist das Geniale an der Fotografie, dass sie »ein objektives Porträt« eines Menschen erzeugen kann und dass »das fotografische Resultat nicht mit subjektiver Absicht belastet ist«. Die Dokumentarfotografin Dorothea Lange demgegenüber sieht in jedem Portrait ein Selbstporträt des Fotografen. Susan Sonntag (1980, S. 118) pointiert das wie folgt: »Die beiden Ideale sind antithetisch: Sofern Fotografie von der Welt handelt (oder handeln sollte), zählt der Fotograf wenig; sofern sie jedoch das Instrument einer unerschrockenen, suchenden Subjektivität ist, ist der Fotograf alles.« Ist Fotografie also ein getreues Protokoll oder, wie Ansel Adams schreibt, der wahre Ausdruck dessen, »was man über das Leben in seiner Gänze fühlt«? Eine »große Fotografie« muss dann, wie Adams schreibt, der »umfassende Ausdruck dessen sein, was man im Tiefsten über das, was fotografiert wird, fühlt« (zit. bei Sontag 1980, S. 114).

7.2.2 Straight and Street Photography

Die Welt der Objektivität, der Sachlichkeit, der Ablichtung der Welt, »wie sie ist«, der Fotografien ohne Eingriffe des Fotografen in das Sujet, des Schnappschusses, der Dokumentarfotografie wird der »direkten Fotografie«, der Straight Photography, zugeordnet, die eine eigene Richtung verkörpert. Sie bildet dabei den Gegenpol der inszenierten Fotografie. Die Street Photography findet ihre Objekte durch Beobachtung. Sie ist verbunden mit Namen wie Brassei, Henri Cartier-Bresson, André Kertész. Im weitesten Sinne ist das spontane Fotografieren auf der Straße gemeint, das bestimmte soziale Umstände festhält und öffentlich macht. Hier werden die Objekte durchaus interpretierend abgelichtet, es wird aber nicht in die Motive eingegriffen. Der Fotograf wartet auf einen günstigen Augenblick, sucht ein Motiv, das er aus manchmal ungewöhnlicher Perspektive ins Bild setzt. Er ist der durchaus aktive Beobachter, der mit einem Forscher verglichen werden kann oder der einfach mit den Augen des »Mannes auf der Straße« sieht. Eingriffe in das Sujet sind als Manipulation verpönt. Das Ideal sind die aufgespürten, enthüllenden Szenarien, die einen besonderen Aspekt von Wirklichkeit darstellen wollen.

Der künstlerische Wert liegt in der eigenen Ästhetik dieser spontanen, ungestellten Bilder, für die Henri Cartier-Bresson den Begriff des »entscheidenden Moments« einführte (*Images à la Sauvette*, 1952, zit. bei Walter 2002, S. 18). Die Beziehung des Fotografen zu seinem Sujet wird teilweise als räuberisch und ausbeuterisch, teilweise als distanziert, teilweise als wohltätig beschrieben. Entsprechend werden an die Verhaltensweisen des Fotografen in Bezug auf sein Sujet ethische Maßstäbe formuliert. Ansel Adams z. B. verlangte, auch sprachlich aufmerksamer zu sein und nicht mehr zu formulieren, ein Foto zu *nehmen* (»to *take* a photo« oder im Deutschen: ein Foto *schießen*), sondern es zu *machen* (»to *make* a photo«) (zit. bei Sontag 1980, S. 119).

Die hohen Ansprüche an eine größtmögliche Objektivität, an das authentische und spontane Festhalten und Erfassen der »Wirklichkeit« ist auch aus der Dynamik der Entwicklung der Fotografie als selbstständigen künstlerischen Mediums zu verstehen, nachdem sich die Fotografie im 19. Jahrhundert stark an der Malerei orientiert hatte. Die Emanzipation von der Malerei sollte dadurch gelingen, dass mit der Fotografie das dargestellt wurde, was nur mit der Fotografie so darstellbar war. Man propagierte mit dem Schlagwort Straight Photography – direkte Fotografie – den Einsatz der Fotografie nur aus den ihr eigenen Bedingungen heraus (Schmalriede 1992, S. 13). Atelierinszenierungen gehörten zum Kennzeichen der Malerei und Bildhauerei.

Die Auseinandersetzung mit den Möglichkeiten des apparativen und chemischen Mediums der Fotografie stand im Zentrum der Reflexion um die Jahrhundertwende und in den ersten Jahrzehnten des 20. Jahrhunderts. Der Einfluss der Malerei wurde zurückgedrängt, als man sich auf die Möglichkeiten der Fotografie selbst besann, stimuliert natürlich durch die apparativen und fotochemischen Erfindungen dieser Zeit. Das Ganze spielte vor dem Hintergrund einer Maschineneuphorie, die fast alle Lebensbereiche erfasste und Möglichkeiten der Fortbewegung, Energieerzeugung, industriellen Produktion eröffnete, die vorher undenkbar waren. Der Fotoapparat war deshalb ein Faszinosum, das den Umgang mit den Motiven radikal veränderte. Allein die Mobilität von Fotografen, lange auf riesige Equipments angewiesen, öffnete neue Spielräume. Es dominierte deshalb viele Jahrzehnte jene Richtung, die sich der Abbildung der Wirklichkeit verschrieben hatte und die unter dem Stichwort »Neue Sachlichkeit« die Entwicklungen der Zeit widerspiegelte.

Die Geschichte der fotografischen Strömungen ist äußerst vielschichtig – mit vielen sehr unterschiedlichen Ausprägungen. Hier sind einige Beispiele, die Anregungen für die systemische Fotoinszenierung geben können. Insbesondere die Übergänge von der Straight Photography zur späteren inszenierten Fotografie sind dafür von Interesse.

In den 1960er Jahren gaben die Verbreitung von Film und Fernsehen, die unterschiedlichen Entwicklungen der Aktionskunst (Happenings, Performances etc.) und die immer weiter gehenden apparativen Erleichterungen der Fototechnik starke Impulse zur verstärkten Auseinandersetzung mit dem Medium.

Der Straight Photography wird eine starke Wirkung in gesellschaftspolitischen Kontexten zugesprochen, da die Dokumentation sozialer Situationen eines ihrer zentralen Einsatzgebiete wurde. Der Begriff der Street Photography, der Straßenfotografie, stand für eine Richtung, die soziale Probleme mit Hilfe der Fotografie zu verdeutlichen suchte. Hinzu kamen Kriegsberichterstattungen, Berichte über Naturkatastrophen etc., so dass die geschriebenen Texte schließlich erst durch die fotografischen Bilder ihre volle Wirkung entfalteten. Der Betrachter verlässt sich dabei implizit darauf, dass in die Sujets nicht inszenierend eingegriffen wurde. Wenn dies doch geschieht und herauskommt, ist die Empörung groß, und das Publikum fühlt sich getäuscht.

Menschen folgen bei den allermeisten Fotos, die sie im Laufe ihres Lebens sehen (Zeitungen, Urlaubsfotos von Freunden ...), dem Modell der Straight Photography, halten also das, was sie sehen, für die abgelichtete Wirklichkeit. Das »fotografische Sehen« wurde sogar als Metapher für Objektivität benutzt. Das ist auch die Grundlage für die große emotionale oder gesellschaftspolitische Wirkung.

Die Frage nach Objektivität und Wahrheit vs. Konstruktion von Wirklichkeit zog sich wie ein Andreasgraben mit gelegentlichen Beben durch die Geschichte der Fotografie.

Ein Beispiel: Die *Farm Security Administration* in den USA ließ Fotografen in den 1930er Jahren die desaströse Lage der Landarbeiter fotografieren und gestaltete mit einer Auswahl aus den 170 000 Negativen eine höchst wirkungsvolle Fotodokumentation. Dorothea Lange war eine der Fotografinnen, die für die *FSA* fotografierte. Das berühmteste Bild aus dieser Arbeit ist die *Migrant Mother.* »Was immer ich fotografiere«, betonte sie, »ich nehme keinen Einfluss, verändere nichts und inszeniere nicht. Ich versuche, die Umgebung zu berücksichtigen, um dem Bild einen Kontext zu verschaffen. Und bemühe mich im Übrigen, auch die Zeit deutlich zu machen, in der ein Bild anzusiedeln ist« (zit. bei Koetzle 2002, Bd. 2, S. 30). Ihr erstes Prinzip hieß »Hände weg!« (Baatz 1997, S. 127) – ein klares Bekenntnis zur Straight Photography. Die Empörung war deshalb groß, als man Hinweise darauf fand, dass auf dem Bild ein Daumen wegretouchiert war, der nicht zu den Händen der Abgebildeten gehören konnte, was den Verdacht einer nachträglichen Manipulation schürte.

Ein anderes Beispiel ist die berühmte Fotografie *Loyalist Soldier* oder *Falling Soldier* von Robert Capa, die zum Symbol für millionenfachen Tod durch Krieg und Gewalt wurde. Lange wurde deshalb erregt über die Frage spekuliert, ob das Foto nicht inszeniert sei: Die blütenweiße Kleidung des Soldaten, das Fehlen einer Verwundung, das Hintenüberfallen bei der bergab gerichteten Laufbewegung, die Fotografie von vorn (wo stand der Fotograf?) gaben dafür Anlass. Erst die konkrete Rekonstruktion der Situation, nämlich des Sterbens des 24-jährigen Soldaten Federico Borrell García am 5. September 1936 bei Cerro Muriano an der Cordoba-Front des Spanischen Bürgerkrieges und die Identifizierung des Mannes auf dem Foto durch den Bruder und die Übereinstimmung mit den Angaben von Capa rehabilitierten den Fotografen schließlich.

Ein drittes Beispiel: Der Kuss vor dem Rathaus von Robert Doisneau galt als *der* Schnappschuss schlechthin und ist eine der am häufigsten reproduzierten Fotografien. Doisneau selbst legte großen Wert auf seinen Ruf als *pècheur d'images* (im Gegensatz zum *chasseur d'images*), der geduldig wartet, bis ihm ein Motiv vor die Kamera kommt, ein Vertreter der *candid camera*, der ehrlichen Kamera. Das Geld, das durch die vielfache Reproduktion des Fotos *Der Kuss* hereinkam, weckte Begehrlichkeiten. Anlässlich eines vielbeachteten Prozesses um Tantiemenforderung kam am Ende seines Lebens doch noch heraus, dass der Fotograf mit gebuchten Schauspielern die Situation inszeniert hatte.

Als eine der Weiterentwicklungen der Straight Photography in die Richtung der inszenierten Fotografie sind die Arbeiten von Herbert List bedeutsam. Er fotografierte seine Sujets aus ungewohnter Perspektive, stellte sie in fremde Zusammenhänge oder inszenierte die Situationen. Er galt als Meister der *fotografia metafisica*, die versuchte, »das Magische der Erscheinung im Bilde zu fassen« (zit. bei Museum Ludwig 2001, S. 122) und so zu surrealistischen Bildern zu kommen.

Die Abgrenzungen der Straight Photography von inszenierten Fotografie sind also nicht immer eindeutig, für die Wirkung der Bilder ist die vermutete Entstehungsgeschichte jedoch höchst bedeutsam. Im Zeitalter digitaler Fotografie ist dem Bild immer weniger anzusehen, in welchem spontanen oder speziell erzeugten, künstlichen Kontext es aufgenommen wurde. »Die Kamera lügt nicht, meine lügt immer«, ist als Kernsatz von Helmut Newton, mittlerweile einem der teuersten Fotografen der Welt, überliefert.

Für die systemischen Fotoinszenierungen ist aus der Geschichte der Straight Photography bedeutsam, dass sie unsere Seh- und Interpretationsgewohnheiten stark geprägt hat: Das, was wir auf einem Foto sehen, halten wir immer noch implizit für ein objektives Abbild der Wirklichkeit – trotz aller konstruktivistischen Schulung und der Kenntnis der digitalen Elastizität fotografischer Darstellungen.

Der Spannungsbogen zwischen dem, was eine Gruppe bei der Fotoinszenierung mit ihrem Foto aussagen will, was sie dabei als Kalkül betreffend die Sehgewohnheiten späterer Betrachter in die Gestaltung einbezieht, und dem, was die Betrachter mit ihren Seh- und Interpretationsgewohnheiten dann als Wirklichkeiten erzeugen – das ist dann Teil der aufschlussreichen Auswertungsphasen im Verlauf der systemischen Fotoinszenierungen.

Die Reflexion der eigenen Sehgewohnheiten, der Konstruktion der erlebten Wirklichkeit und der über die Fotos erzählten Wirklichkeit ist Teil des angestrebten individuellen und kollektiven Entwicklungsprozesses.

7.2.3 Inszenierte Fotografie

Fotografie, bei der in das Sujet vor der Kamera gestaltend eingegriffen wird, hat das Label »inszenierte Fotografie« erhalten. Die Anfänge der inszenierten Fotografie gehen auf die Tradition der Ateliermalerei zurück, einer Kunstform, die selbst in ihren realistischen Ausprägungen auf Arrangements nie verzichtet hat. Der stark an der Ateliermalerei orientierte Piktoralismus im 19. Jahrhundert könnte man Vorform der inszenierten Fotografie ansehen. Gleiches gilt für die beginnende wissenschaftlich motivierte Fotografie.

Die Sujets – Menschen oder Stillleben – wurden gestaltet, ausgeschmückt, analog den Modellen der Malerei. Wie geschildert, war die auf der angestrebten Objektivität von Fotografie fußende Straight Photography als emanzipatorische Abgrenzung von der Malerei zu verstehen. Allerdings wurde in den Strömungen von Bauhaus, Dada und Surrealismus in den 1920er und 30er Jahren gezielt und mit großer Experimentierfreude gegen diese vorherrschende Tendenz gearbeitet. Einerseits nutzte man Fotos, die eindeutig inszeniert waren, oder – noch häufiger – man bearbeitete Fotos nachträglich mit Solarisationen, Körnigkeiten, Verzerrungen oder in Form der Fotomontage. Namen wie Man Ray, Hans Bellmer, Herbert List, Lázsló Moholy-Nagy, Herbert Bayer, Umbo sind mit dieser Richtung verbunden.

Auch in anderen Gattungen der Fotografie kann man inszenierende Eingriffe der Fotografen annehmen, wie z. B. bei den klassischen Familienfotos, die alle Mitglieder einer Familie in einer arrangierten Zuordnung zeigen. Der Aufbau ist selten zufällig, sondern von den Ordnungsvorstellungen einer Familie oder des Fotografen, von ästhetischen Überlegungen etc. bestimmt, wird letztlich dann skulpturiert oder in Szene gesetzt. Familienfotografien sind also Ergebnisse der Frühformen von Familienskulpturen und Familienaufstellungen. Die gesamte Porträt- und Aktfotografie und später die Mode- und Werbefotografie knüpfte an die Inszenierungstraditionen an.

In den 1970er und 80er Jahren dann gab es dann allerdings zusätzlich vielfältige Entwicklungen, die heute besonders mit dem Begriff der inszenierten Fotografie in Zusammenhang gebracht und für diese künstlerische Richtung in der Fotografie genutzt werden. Deren Sujets wurden völlig eindeutig nur für die jeweiligen Fotografien erzeugt. Es existiert allerdings keine allgemeingültige Definition. Namen wie Urs Lüthi, Jürgen Klauke, Cindy Sherman, Sam Taylor-Wood, Anna und Bernhard Blume u. a. sind mit dieser Kunstrichtung verbunden. Der Begriff der Inszenierung wurde 1972 erstmals von Bazon Brock für die Fotografie eingeführt (bei Walter 2002, S. 23). Es wurde mit vielerlei Begriffen versucht, diese offensichtlich neue Form des Fotografierens zu beschreiben. Es besteht Einigkeit darüber, dass es bei der inszenierten Fotografie um die Inszenierung vor der Kamera geht und nicht um die Veränderungen bei der Bearbeitung des Bildes. Coleman benutzte den Ausdruck *directorial mode* (übersetzt etwa: in der Art eines Regisseurs), der allerdings noch sehr allgemein für Studiofotografien, Stillleben, Aktfotografien, Porträtstudien etc. gleichermaßen gilt. Er führte 1977 auch den Begriff der *constructed realities*, also der konstruierten Wirklichkeiten, in die Diskussion ein (ebd., S. 28). Der Fotograf kann nach Coleman entweder in laufende Ereignisse gestaltend eingreifen, oder – was in der inszenierten Fotografie sicher häufiger ist – er inszeniert sogenannte *tableaux vivants* (der Marquis des Sade lässt grüßen), die dann fotografiert werden.

1979 widmet sich die Ausstellung *Fabricated to be Photographed* im *Museum of Modern Art* in San Fancisco erstmals tiefer gehend dieser Thematik, beginnend mit den piktoralistischen Fotografien bis hin zur zeitgenössischen inszenierten Fotografie, wobei das englische *fabricated* hier als eine Mischung aus »erfinden, bauen, konstruieren, fälschen« zu verstehen ist. Der Begriff *fabricated* erwies sich allerdings auch als nicht besonders trennscharf, brachte aber die Diskussion um die inszenierte Fotografie ins Rollen.

Man versuchte also, diese Art der Fotografie mit Begriffen wie »inszenierte Wirklichkeit, konstruierte Wirklichkeit, erfundene Wirklichkeit, künstliche Wirklichkeit« zu umreißen. Die *Erzeugung* einer neuen Wirklichkeit durch die inszenierte Fotografie wird abgegrenzt von der *Nachahmung* der Wirklichkeit durch andere Richtungen der Fotografie. Der gemeinsame Nenner der inszenierten Fotografie dürfte letztlich sein, dass der Fotograf bewusst und absichtlich einen Event kreiert mit dem ausdrücklichen Vorhaben, davon ein Foto zu fertigen.

Die Merkmale solcher *tableaux vivants* oder auch »narrativ« genannter Tableaus sind nach A. Hoy:

- die fehlende Eindeutigkeit
- die starke emotionale Ausdruckskraft
- die gewollte Künstlichkeit,

die die Konstruktion des Aufbaus ganz offensichtlich machen (nach Walter 2002, S. 38 f.).

C. Walter (ebd., S. 61) zählt zu den Merkmalen der Inszenierten Fotografie weiter:

- die szenische Ausstattung
- die narrative Darstellung, die in der Regel eine aktive oder passiv gezeigte Handlung impliziert
- die dem Werk zu Grunde liegende Idee, die schrittweise umgesetzt wird
- die Ausrichtung auf den Betrachter.

Der von Walter hier zur Basis genommene Inszenierungsbegriff des Theaters hat sich zur Abgrenzung der inszenierten Fotografie in dem hier gemeinten Sinne bewährt. Aus den Parallelen zum Theater lassen sich charakteristische Merkmale illustrieren, wie besonders der Erzählzusammenhang mit der expliziten Ausrichtung auf den Betrachter. Hier sind auch die Wurzeln der systemischen Fotoinszenierungen und die Verbindungen zu den Inszenierungsmethoden morenoscher Prägung.

Der Begriff des Narrativen hat eine besondere Bedeutung, da der Fotokünstler vor der Kamera eine fiktive Begebenheit inszeniert und sie mit seinem Foto andeutet. Es gibt ein Vorher und ein Nachher, das der Betrachter zusätzlich erzeugt, so dass die inszenierte Fotografie wie eine auf die Bildfläche übertragene (Theater-)Sequenz, wie die Darstellung einer Handlung wirkt (ebd., S. 56). Der Fotokünstler muss diese narrative Struktur im Bild darstellen, das er ja letztlich nur eine handlungslose Momentaufnahme zeigen kann. Eine Erweiterung dieses Ansatzes ist die Arbeit mit Bildsequenzen, wie z. B. in den Arbeiten von Bernhard und Anna Blume.

Die inszenierte Fotografie war natürlich stark von den Impulsen geprägt, die aus den übrigen Kunstbereichen kamen, insbesondere den Happenings und Performances der 1960er und 70er Jahre. Hier wurden teilweise tabubrechende, einmalige Inszenierungen erzeugt, die sich auf die umwälzenden Themen der Zeit bezogen, die aber nur durch Fotografien der Nachwelt überliefert werden konnten. Joseph Beuys' einflussreiche Aktion *Wie man dem toten Hasen die Bilder erklärt* von 1965 konnte nur über Fotografien verbreitet werden. Es lag dann natürlich nahe, solche Fotos nicht nur zur Dokumentation von Happenings zu nutzen, sondern daraus eigenständige Formen zu entwickeln. Die Performance fand dann nicht vor Publikum, sondern vor der Kamera statt. Die Ausstellung *Invented Images* (1980) versuchte, die inszenierte Fotografie in ihrem (kunst)geschichtlichen Zusammenhang zu verorten. Es wurden die Wechselwirkungen zwischen einem narrativen Konzeptualismus, der Performancekunst und Fotokunst aufgezeigt.

Auf der theoretischen Ebene war die Auseinandersetzung über die fotografische Wirklichkeit in den 1970er und 80er Jahren erneut stark von der Frage geprägt, ob Fotografie die Wirklichkeit ablichte und ablichten müsse. 1977 erschien das Buch *Wie wirklich ist die Wirklichkeit?* von Watzlawick, ein Indikator für den wissenschaftlichen und gesellschaftlichen Diskurs über Wahrnehmung und Wirklichkeit. Dieser Diskurs konnte die Fotografie nicht unberührt lassen und brachte dieses für die Fotografie ja alte Thema in eine höchst aktuelle Auseinandersetzung. In der inszenierten Fotografie wurde die Thematik stark pointiert, indem man sich entschied, das Offensichtliche des Inszenierten, die Künstlichkeit des Bildes zum Stilmittel zu erheben. Damit erhielt das Foto die Bedeutung einer eigenen, gezielt erzeugten Wirklichkeit, die mit den Themen anderer Wirklichkeiten und mit den Sehgewohnheiten der Betrachter spielte. Interessant ist, dass diese intensiven Auseinandersetzungen der künstlerisch-fotografischen Szene in den Diskurs des radikalen Konstruktivismus kaum Eingang fanden.

Die inszenierte Fotografie ist heute eine außerordentlich vielschichtige Richtung und hat zahlreiche Überschneidungen mit anderen Video-, Film- und Theaterformen – z. T. bedingt durch die Möglichkeiten digitaler Technik.

Wichtig ist dabei für viele Arbeiten der inszenierten Fotografie die Selbstreferentialität. Der Künstler, der gegebenenfalls selbst als Person in verschiedenen Rollen auf seinen Fotografien erscheint, ist gleichzeitig Autor, Regisseur, Fotograf und eben häufig auch Akteur (in diesem Zusammenhang am bekanntesten sind die Arbeiten von Cindy Sherman, s. u.). Der Künstler zwingt den Betrachter zu einer Auseinandersetzung mit der Entstehung, also mit der Inszenierung der Fotografie. Der Fotograf wird Erzähler und Figur in der Erzählung. Der Entstehungsprozess der fotografisch erzählten Geschichte selbst wird zu einer eigenen Geschichte oder zu einem Teil der erzählten Geschichte (Walter 2002, S. 173).

Einige Beispiele: Eileen Cowin entwickelte das *Family Docudrama*: Sie setzte als Darsteller sich selbst und ihre Familie ein (ebd., S. 77). Der Raum wird wie eine Bühne genutzt, Requisiten werden eingesetzt, die Ausleuchtung erinnert an Bühnen. Allerdings rückt der Betrachter den Bildern durch den Kamerastandpunkt so nah, dass er z. T. nur Ausschnitte der handelnden Personen wahrnehmen kann, sich mitten im Geschehen empfinden muss.

Das Narrative imponiert besonders dadurch, dass die Personen einer Tätigkeit nachzugehen scheinen. Die teilweise nicht zusammenhängenden Handlungen werden in einen narrativen Zusammenhang gestellt, der sich u. a. daraus ergibt, dass es sich um die Mitglieder einer Familie handelt. Zudem lassen die Bildlesegewohnheiten des Betrachters fast zwangsläufig hinter dem Bild eine zusammenhängende Geschichte entstehen, in die der Betrachter einbezogen wird. Es wird auf die bekannten Rollenklischees angespielt, so dass sich auch daraus ein schlüssiger Handlungsverlauf konstruieren lässt (ebd., S. 88).

Cowin versteht den Fotografen als Storyteller, baut also bewusst diese narrativen Strukturen ein. (Pseudo-)Dokumentation und Fiktion erzeugen den erzählenden Spannungsbogen. »Es gibt nie eine bestimmte Geschichte hinter meinen Bildern. Ich zeige Leute inmitten einer Handlung, die in verschiedener Weise interpretiert werden kann, aber man weiß nie, wie sie ausgeht. Man stellt sich nur Möglichkeiten vor« (zit. ebd., S. 81).

Die Arbeiten der Künstlerin Sam Taylor-Wood zeigen in großflächigen Panoramen (72 cm x 7,57 m) mehrere handelnde Personen, die sich gegenseitig nicht zu bemerken scheinen, obwohl sie sich in einem Raum befinden. Die Fotografie entsteht durch die Umdrehung (= engl. *revolution*) einer Panoramakamera im Fünfsekundentakt und ist formal zwischen Film und Fotografie angesiedelt. Da der Betrachter wegen des Querformats das Bild nicht auf einmal wahrnehmen kann, muss er zu einer filmischen Betrachtungsweise finden, wie Taylor-Wood dies bezeichnet (vgl. ebd., S. 162 f.). Die narrativen Strukturen sind von der Fotografin gezielt entfernt worden, indem sie Verbindungen zwischen den einzelnen Szenen nicht anbietet. Durch die Darstellung von Gleichzeitigkeit in dem Bild und dem entstehenden

Spannungsbogen von vermutetem Zusammenhang und fehlendem Zusammenhang entsteht beim Betrachter ein narratives Bedürfnis.

Cindy Sherman gehört zu den bekanntesten zeitgenössischen Fotokünstlerinnen, die ihre Bilder aufwendig inszeniert und konstruiert und die sich selbst als Akteurin einsetzt. Z. B. zeigt das Bild *#11* von 1978 die Künstlerin mit Perücke, Perlenkette und Requisiten der 50er Jahre. Der Selbstauslöser in der Hand verrät, dass die Szene bewusst gestellt wurde. Das Bild regt zu Geschichten auf mehreren Ebenen an: auf der Ebene des abgelichteten Sujets, auf der Ebene der Inszenierung und auf der Ebene des Bezuges zum Betrachter. Für ihre Fotografien schlüpfte sie stets in neue Rollen und positionierte ihre narrative Kunst in einer Vielzahl unterschiedlicher Kontexte – vom Feminismus bis zur Kulturgeschichte.

Es gibt viele Übergänge von der inszenierten, narrativen Fotografie zu den scheinbar nicht inszenierten Bereichen des Lebens. An diesen Schnittstellen sorgen Inszenierungen immer wieder für Irritationen bezüglich dessen, was als »Wirklichkeit« zu gelten hat.

Hannah Willke hat ihre eigene Krebserkrankung und ihr Sterben mit teilweise inszenierten Fotografien dokumentiert.

Dem Pressefoto vom Tod Uwe Barschels ist oft nachgesagt worden, inszeniert zu sein – auch wegen der Ähnlichkeit zum Bild *Der Tod des Marat* von 1793. Inszeniert wirkt auch das World-Press-Foto 2007 von Spencer Platt: junge Libanesen, die durch einen zerstörten Stadtteil im Süden von Beirut fahren (www.worldpressphoto.com.)

Mit der systemischen Fotoinszenierung werden die Teilnehmenden angeregt, durch Inszenieren und Fotografieren Geschichten zu erzählen. Die Methode kann auf die lange Tradition der Erzeugung von Wirklichkeiten durch die narrative Potenz der Fotografie zurückgreifen. In unendlichen Varianten können durch Bilder Geschichten erzählt und interpretiert werden, die in einem zweidimensional operierenden Medium eine beeindruckende Vielschichtigkeit erreichen.

7.3 Der Ablauf der systemischen Fotoinszenierung

7.3.1 Der Rahmen

Am günstigsten ist ein zeitlicher Rahmen von einem Tag in einem Fotostudio oder in entsprechend vorbereiteten Seminarräumen. Optimal ist anschließend ein halber Tag zur Nachbereitung, Auswertung und gegebenenfalls Planung des Transfers (z. B. bei Prozessen der Teamentwicklung).

Steht weniger Zeit zur Verfügung, oder sind die technischen Möglichkeiten schmaler als hier beschrieben, lassen sich auch Teile der systemischen Fotoinszenierungen einsetzen.

Im Vorgespräch mit einem Klienten oder im Einstiegsgespräch mit Seminarteilnehmern werden die Themen, Anliegen, Ziele und die angestrebten Ergebnisse erarbeitet, aus denen dann die genaue Überschrift für die Inszenierungen abgeleitet werden. Entsprechend den soziometrischen Arbeitsformen spricht man von »Kriterien«, die den Einstieg in eine Fotoinszenierung ausrichten. Aus den Vorklärungen wird auch die Einteilung der Gruppen abgeleitet.

Wenn die Fotoinszenierung Teil eines Team- oder Organisationsentwicklungsprozesses ist, ist eine gute Platzierung dieses aktionsmethodischen Zugangs im Rahmen der Gesamtarchitektur des Prozesses entscheidend. Die Vorbereitung und der anschließende Transfer müssen dann in die Planung integriert werden.

7.3.2 Die Vorbereitung

Wichtig sind die genauen Klärungen der Rahmenbedingungen und der Arbeitsmittel (Beleuchtung, Fotoapparat, Technik ...). Der Erfolg dieser Aktionsmethode ist auch von einer gutfunktionierenden Technik und einem entsprechenden Hintergrund bei der computergestützten Bearbeitung abhängig.

Zu Beginn werden Ablauf, Arbeitsweise, technisches Equipment etc. erläutert. Es folgt eine kurze Einführung in die Möglichkeiten einer Inszenierung. Zur Anregung der Suchprozesse können Bilder von Künstlern gezeigt werden, z. B. inszenierte Fotografien oder andere Formen darstellender Kunst, die Personen oder Personengruppen abbilden (z. B. Francis Bacon, Max Beckmann, Pablo Picasso).

Es folgt die Einteilung in die Gruppen (ca. vier bis acht Personen). Maximal sollten vier Gruppen parallel arbeiten. Bei mehr Personen im Gesamtsystem sind die Gruppen entsprechend zu vergrößern.

Die Einteilung der Gruppen kann als eine erste Intervention verstanden und gestaltet werden. Sie kann nach soziometrischen Kriterien erfolgen, die aus dem Ziel des Einsatzes der Fotoinszenierung abgeleitet werden, etwa:

- Einteilung nach der Dauer der Systemzugehörigkeit
- Einteilung nach dem Kriterium »Mit wem möchte ich ... z. B. diese Fotoinszenierung machen?«

- Einteilung nach Zugehörigkeiten zu Subteams, nach Alter, Geschlecht, Berufsgruppen.

7.3.3 Die Arbeitsschritte

- *Erster Arbeitsschritt:* Das Inszenieren und das Fotografieren (ca. 45 Minuten)

Die Anleitung kann wie folgt formuliert werden: »Inszeniert das Thema XY so, wie ihr es im Moment empfindet. Gebt dem Thema einen Ausdruck, der möglichst seinen Kern zur Darstellung bringt. Einigt euch auf eine Form der Inszenierung. Die Inszenierung kann systematisch aufgebaut werden, aus einer Szene erwachsen, aus einer Bewegung (Tanz) entstehen. Erstellt selbst abschließend Fotos dieser Inszenierung, die in den weiteren Arbeitsprozess einfließen sollen. Achtet darauf, dass neben der Aktion auch das Innehalten und Nachspüren bedeutsam sind, manchmal entstehen wichtige Ideen nach einem Moment der Stille.« Es wird die Regel eingeführt, dass die Gruppe aus den entstandenen Fotografien drei Bilder auswählen kann, die sie für den weiteren Prozess der Auswertung und Reinszenierung zur Verfügung stellt. Die Gruppe protokolliert zudem die Ideen und die Geschichten, die hinter den ausgewählten Fotografien stehen.

- *Zweiter Arbeitsschritt:* Die Zwischenauswertung (ca. 60 Minuten)

Die Fotografien werden in einer Beamer-Präsentation angeschaut. Einerseits werden die Reaktionen und Eindrücke der Betrachter besprochen und mit den gestalterischen Elementen (Bildaufbau, Licht und Schatten, Vordergrund und Hintergrund etc.) in Verbindung gebracht. Andererseits wird der Prozess der Gruppe bei der Inszenierung reflektiert.

Anleitungen zur Analyse der Bilder, z. B.:
- Welche Resonanzen lösen die Bilder in den Betrachtern aus?
- Welche spontanen Geschichten entstehen (für die einzelnen Bilder, bei der Zusammenschau der Bilder)? Welche Geschichten erzählen die Bilder? Welche Wirklichkeiten erzeugen sie?

- Welche Themen (und »Themen hinter den Themen«) werden von den Bildern angeregt?
- Welche Wechselwirkungen haben die Bildanteile, was ermöglichen sie, was verstärken sie, was löschen sie?
- Mit welchen Stilmitteln und Methoden der Inszenierungen ist welcher Effekt, ist welche Resonanz beim Betrachten erreicht worden?
- Wie, mit welchen fotografischen Stilmitteln, mit welchen Perspektiven, mit welchen räumlichen Anordnungen (Vordergrund und Hintergrund etc.) werden die Geschichten erzählt?
- Aus welcher Perspektive ist mit welchem Effekt die Fotografie aufgenommen worden?
- Welche Hypothesen lassen sich aus den Bildern über den Prozess der Gruppe ableiten?

Auswertungsfragen zum Prozess in den Gruppen, z. B.:
- Was passierte in der Gruppe bei Erstellung des Fotos?
- Welche Dynamik, welche Rollenverteilungen waren charakteristisch?
- Welche Entscheidungen, welche Prozesse waren wichtig?
- Wie funktionierte der Umgang mit dem Medium?
- Wie hat sich das Thema im Prozess entwickelt, was wurde wichtig, was weniger wichtig?
- Welche Bilder wurden zur Erzeugung der Bilder genutzt?
- Welche Botschaft sollten die Betrachter verstehen?

Auswertungsfragen zu den eigenen Sehgewohnheiten, z. B.:
- Welches sind meine bevorzugten Such- und Analysemuster?
- Mit welchem Symbolfundus betrachte ich die Bilder?
- Welche Muster, Figuren, Konfigurationen, Ähnlichkeiten etc. halte ich warum für bedeutsam?
- Wovon lasse ich mich beeindrucken?

- *Dritter Arbeitsschritt:* Die Reinszenierung und die neuen Fotografien (ca. 60 Minuten)

Jede Gruppe arbeitet mit den drei Bildern einer anderen Gruppe. Ziel ist es, ein Verständnis für die Kultur der anderen Gruppe zu entwickeln, das möglichst viele Sinne erfasst. Später sollen aus der Innenperspektive Entwicklungs- und Lösungsoptionen ausgelotet werden. Dafür wird die Inszenierung der anderen Gruppe nachgespielt und nachvollzogen. Die Betrachtung von außen (Fotografie) soll durch das Erkunden der Innenperspektive ergänzt werden. Aus dem Erleben der Dynamik in der Inszenierung werden später Weiterentwicklungen inszeniert (im vierten Arbeitsschritt).

Die Anleitung für diesen dritten Schritt kann wie folgt formuliert werden: »Stellt die Fotos der anderen Gruppe nach, reinszeniert sie. Wenn in der Inszenierung Gegenstände verwendet wurden, können sie durch Personen ersetzt werden. Fotografiert dann wieder selbst das nachgestellte Bild. Tauscht euch über Wahrnehmungen, Empfindungen, Ideen, Impulse aus, die ihr in den jeweiligen Positionen erlebt, während ihr die Fotos nachstellt. Welche Aussagen stecken oder welche Kernaussage steckt in dem jeweiligen Foto in der Innenperspektive? Welche Bewegungsdynamik ist in diesem fotografierten Moment eingefangen?«

- *Vierter Arbeitsschritt:* Die Weiterentwicklung (ca. 45 Minuten)

Zunächst entscheiden sich die Gruppen für eines der drei Fotos der anderen Gruppe. Mit diesem Foto wird anschließend ein Zukunfts- und Lösungsbild erarbeitet, das Energie und Ressourcen der Inszenierung aufnehmen und weiterentwickeln soll.

Die Entscheidung für eines der Fotos erfolgt nach dem Reinszenieren der drei Bilder.

Für die Entscheidung können etwa folgende Fragen als Anregungen für den Suchprozess gegeben werden:

- Welches Bild hat die meiste Energie, die meiste Spannung?
- Welches Bild löst beim Betrachten die deutlichsten emotionalen Reaktionen aus?
- Welches Bild hat die höchste gestalterische Qualität?
- Welches Bild war die größte Herausforderung, sich selbst einzubringen?
- Welches Bild erforderte den größten Aufwand dafür, die Bestandteile des Bildes zusammenzubringen?
- In welchem Bild hatten die Bildelemente am ehesten Veränderungswünsche?

Für den anschließenden Schritt der Weiterentwicklung der Inszenierung wird wieder ein Kriterium benannt, das aus der oben beschriebenen Vorklärung abgeleitet wird. In der Regel ist es eine verstärkende Formulierung des Einstiegskriteriums, z. B.:

- die weitere Vertiefung der Lernkultur
- die optimale Vorbereitung für die gefährlichste Aufgabe
- die Lösung des Konflikts nutzt alle Ressourcen
- das, wo es jetzt mit Schwung hingeht.

Die Anweisung für diesen Schritt kann dann wie folgt formuliert werden: »Stellt das ausgewählte Foto erneut nach. Verändert die Inszenierung entsprechend dem vereinbarten Kriterium XY. Folgt den Veränderungsimpulsen, die ihr in den Positionen der einzelnen Bildelemente in Bezug auf das Kriterium empfindet. Verändert die Inszenierung so lange, bis sie zur Ruhe kommt. Fotografiert die veränderte Inszenierung.«

- *Fünfter Arbeitsschritt:* Die abschließende Auswertung (ca. 90 Minuten)

Die Fotos werden für die abschließende Auswertung so aufbereitet, dass sie nebeneinander präsentiert werden können (optimal über einen Beamer, sonst in Papierform). Dabei sollten die Originale, die nachgestellten und die veränderten Fotos zu sehen sein, damit der Prozess und seine Dynamiken nachvollziehbar sind.

Die Ziele der abschließenden Auswertung sind stark an dem Anliegen des Prozesses orientiert. Übergeordnetes Ziel dabei ist es, die Wahrnehmung anderer Bild- und damit Lebenskulturen in das Zentrum der Aufmerksamkeit der Teilnehmer zu rücken. Zudem soll die Reflexion der eigenen Sehgewohnheiten angeregt werden. Ziel ist es außerdem, Handwerkszeug für den Umgang mit anderen Kulturen, Dynamiken und Sehgewohnheiten im Rahmen des konkreten Anliegens zu entwickeln.

7.3.4 Die Auswertung

Die Auswertung erfolgt in zwei Abschnitten.

1. Abschnitt:

Die ursprünglichen Fotos werden mit den reinszenierten Fotos verglichen, und es wird ein Austausch angeregt, z. B.:

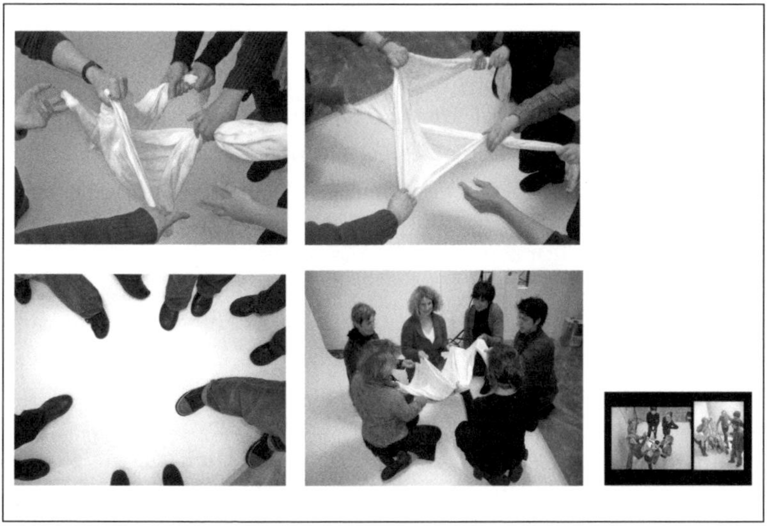

Abb. 11: Tableaus zur Auswertung (Fotos bearbeitet von Heiko Preller)

- über die erlebten Dynamiken in der Inszenierung
- über die gewählten Themenschwerpunkte, Formen und Ausdrucksmöglichkeiten
- über die Werte und Einstellungen »hinter« der gewählten Inszenierung
- über die Absichten oder vermuteten Absichten bezüglich der Botschaft der Fotos.

Über diesen Austausch und über den Vergleich der Fotos kann folgenden Fragen nachgegangen werden:

- Wie haben die Gruppen welche »Kultur«, welche Aspekte des Themas in ihren eigenen Fotos zum Ausdruck gebracht?
- Wie haben die unterschiedlichen Kulturen »angekoppelt«?
- Wie haben die Gruppen die Themenschwerpunkte und die Darstellungen der anderen Gruppe in ihrer Inszenierung aufgenommen?
- Welchem optischen und welchem inhaltlichen Impuls sind die Gruppen bei der Reinszenierung gefolgt?
- Wie sind die Gruppen bei den Reinszenierungen und den Veränderungen mit der Energie, den Spannungsbogen und den zentralen Konstellationen in den Inszenierungen der anderen Gruppen umgegangen? Haben sie sie eher aufgenommen oder

verändert? Haben die inszenatorisch bearbeiteten Fotos mehr oder weniger Energie und Spannungsbogen?
- Welche eigenen Muster der Inszenierung haben die Gruppen zur Reinszenierung und zur Veränderung in die »fremden« Inszenierungen mitgenommen und dort eingesetzt?
- Welche Lösungsvorschläge werden durch die Inszenierung der Veränderung vermittelt? Aus der Logik (aus den Mustern) welcher Kultur stammen die Lösungen?

Häufig wird über diesen Auswertungsprozess deutlich – und auch in den Fotos der Inszenierungen deutlich sichtbar –, wie stark die Wahrnehmung »fremder« Kulturen von den eigenen Mustern, Bildern und Darstellungsformen geprägt wird. Besonders eindrücklich ist für die Teilnehmenden meist, wie stark die Veränderungen, die sie aus der erlebten Dynamik der Reinszenierung entwickelt haben, die Ressourcen und Prägungen der anderen Kulturen aus dem Blick verlieren. Die eigenen Lösungsgewohnheiten werden dann in die bestehende Kultur implementiert, was oft eher zu einem Verlust von Energie führt.

Es wird aber auch deutlich, wo und wie Lösungen gelingen, die die Dynamiken der bestehenden Kultur aufnehmen und, mit den eigenen Ideen angereichert, weiterentwickeln.

Die Verbindung von
- Erleben in der Inszenierung
- Sehen im Vergleich der Fotografien und
- Austausch über die Ähnlichkeiten und Unterschiede

lassen eine hohe Verdichtung in Bezug auf das Thema entstehen. Daraus können dann die konkreten weiteren Schritte abgeleitet werden.

2. Abschnitt

Die Gruppen reflektieren ihren eigenen Arbeitsprozess und werten ihn aus. Dies kann entlang den folgenden Fragen geschehen:
- Welcher Gruppenprozess hat in den Gruppen während der einzelnen Arbeitsschritte stattgefunden?
- Was war besonders markant und hat die Gruppe geprägt?
- Wie zeigt sich das in den Ergebnissen?
- Wie ist die Eigenbilanz der Gruppe, bezogen auf ihren Arbeitsprozess und ihr Arbeitsergebnis?
- Wie ließe sich der Arbeitsprozess optimieren?

Die Ergebnisse werden dann wieder in die Gesamtgruppe eingebracht.

- *Sechster Arbeitsschritt:* Die gemeinsame Abschlussinszenierung (ca. 30 Minuten)

Nach der Auswertung wird eine abschließende gemeinsame Inszenierung gestaltet. Ziel ist es, den Prozess in einer Aktionssequenz zu beenden, der die Energien und Ideen verdichtet und bündelt. Für diese abschließende Inszenierung gibt es mehrere Möglichkeiten, z. B.:

- Es kann eine Skulptur spontan inszeniert werden. Dazu wird ein Kriterium definiert, zu dem sich alle im Raum bewegen und ihren Platz in einer Skulptur in Bezug auf den Kontext der Gruppe finden.
- Vertreter der einzelnen Gruppen bilden eine Gruppe von Regisseuren, die eine gemeinsame Inszenierung kurz vorbereiten und dann umsetzen.
- Ein Regisseur wird ausgewählt, der eine abschließende Inszenierung gestaltet.

Kriterien für diesen Arbeitsschritt können z. B. sein:

- Die Zukunft beginnt jetzt mit allem, was möglich sein wird.
- Ich öffne Herz und Geist für das Neue und verbinde es mit meinen Händen.

- *Siebter Arbeitsschritt:* Die Planung des weiteren Prozesses (ca. 90 Minuten)

Aus der Diskussion des persönlichen Umgangs mit den jeweils anderen Kulturen erwachsen oft konkret umsetzbare Schritte für den weiteren Prozess einer Teamentwicklung. Oder es entstehen konkrete Ideen für die eigene Entwicklung als Berater bezüglich der Kompetenz, an andere Systeme (Individuen, Paare, Familien, Teams, Organisationen etc.) mit ihren je spezifischen Kulturen anzukoppeln.

Dieser Arbeitsschritt verknüpft deshalb die durchgeführte Fotoinszenierung mit den weiteren Schritten des betreffenden Gesamtprozesses. Dies kann ein Teamentwicklungsprozess sein oder ein Weiterbildungsprozess o. Ä. An die Strukturen und Muster dieses Prozesses wird dann angekoppelt. Dafür werden die Ergebnisse in Kleingruppen oder in der Gesamtgruppe ausgewertet und so weit konkretisiert, dass verbindliche Absprachen über die nächsten Schritte möglich werden. Leitfragen dafür können sein:

- Welche Energien, Fähigkeiten, Lösungsansätze ... sollen für den weiteren Prozess erhalten bleiben? Wie kann das konkret geschehen?
- Was hat sich gezeigt bei den einzelnen Arbeitsschritten der Fotoinszenierungen, welche Hinweise auf konkrete Umsetzungen, Anwendungen gibt es schon?
- Welche Chancen und welche Risiken sind deutlich geworden, und wie soll das in den weiteren Prozess einfließen?
- Welche konkreten Schritte sind einzuleiten (Erarbeitung einer To-do-Liste)?

7.3.5 Die Dokumentation und die Metareflexion

Die Leiter oder Moderatoren der Veranstaltung sollten den gesamten Prozess der Inszenierung, des Fotografierens, der Betrachtung etc. fotografieren. Es entsteht so eine zusätzliche Beobachtungsebene, die einerseits als dokumentarische Fotografie verstanden werden, andererseits die Metareflexion des Prozesses mit Bildmaterial anreichern kann.

7.3.6 Die Weiterarbeit

Mit dem Medium Fotografie kann im Anschluss an die systemischen Fotoinszenierungen weitergearbeitet werden. Die Entwicklungen der angestrebten Veränderungen (individuell, im Team oder in einer Organisation) können fotografisch dokumentiert werden. Teamkonstellationen, Arbeitssituationen, Kommunikationssituationen etc. bieten sich dafür an. Die Fotos können dann mit den oben gezeigten Fragen ausgewertet werden. Es lässt sich dann auch erneut mit den Fotoinszenierungen arbeiten, wobei auch die in den konkreten Lebens- und Arbeitswelten entstandenen Fotos als Ausgangspunkt einer Inszenierung genommen werden können. Sie können nachgestellt werden, damit dann aus dem Erleben des In-Szene-Setzens und aus der entstehenden Dynamik Veränderungmöglichkeiten wachsen können.

7.3.7 Quellen für Bildmaterial zur systemischen Fotoinszenierung

André Kertész in Paris (1992). Photografien 1925–1936. München (Schirmer/Mosel).

Billeter, E. (1977): Malerei und Photographie im Dialog. Von 1840 bis heute. Bern (Benteli).
Blume, A. u. B. Blume (1996): Transsubstanz und Küchenkoller. Hannover (Kestner Gesellschaft).
Blume, B. J. (1989): S-W-Fotoarbeiten 1970–1984. Pulheim (Rheinland).
Capa, C. u. R. Whelan (Hrsg.) (1985): Robert Capa – Photopraphien. Köln (Kiepenheuer & Witsch).
Cartier-Bresson, H. (1982): Photo Poche. Paris (Centre National de la Photographie).
Coleman, J. (1997): Katalog zur Ausstellung in der Wiener Secession. Wien (Wiener Secession).
Coleman, J. (2002): Katalog zur Ausstellung im Lenbachhaus/Kunstbau München. Ostfildern-Ruit (Hatje Cantz).
Erfundene Wirklichkeiten (1992). Katalog der 2. Internationalen Foto-Triennale Esslingen. Ostfildern-Ruit (Edition Cantz).
European Photography 17 (59), Frühjahr 1996.
European Photography 22 (69), Sommer 2001.
Foto Foto Text Foto Folgen (1980). Essen (Fotografische Sammlung Museum Folkwang).
Gelpke, A. (1985): Der schiefe Turm von Pisa. Braunschweig (Edition Museum für Photographie).
Haenlein, C. A. (Hrsg.) (1977): Künstlerphotographien im XX. Jahrhundert. Hannover (Kestner Gesellschaft).
Haenlein, C. A. (Hrsg.) (1979): Dada Photomontagen. Hannover (Kestner Gesellschaft).
Haenlein, C. A. (Hrsg.) (1986): Photographie und Bauhaus. Hannover (Kestner Gesellschaft).
Haenlein, C. A. (Hrsg.) (1998): Anton Josef Tr ka, Edward Weston, Helmut Newton. Die Künstlichkeit des Wirklichen. Fotografierte Körper. Hannover (Kestner Gesellschaft).
Hapkemeyer, A. u. P. Weiermair (1996): foto text, text, foto – Synthese von Fotografie und Text in der Gegenwartskunst. Zürich (Edition Stemmle).
Hypermental. Wahnhafte Wirklichkeit 1950–2000. Von Salvador Dalí bis Jeef Koons (2000/2001). Kunsthaus Zürich/Hamburger Kunsthalle
Inszenierte Fotografie aus Braunschweig (1996). Braunschweig (Museum für Photographie).
Inszenierte Fotografie: Die Prager Fotoszene (1996). Braunschweig (Museum für Photographie).
Klauke, J. (2001): Absolute Windstille – Das fotografische Werk. Ausstellungskatalog. Bonn (Hatje Cantz).
Köhler, M. (Hrsg.) (1995): Das konstruierte Bild – Zur Fotokunst der 80er Jahre. Zürich (Edition Stemmle).
Luminita, S. (Hrsg.) (1999): Das Versprechen der Fotografie. Hannover (Kestner Gesellschaft).

Lüthi, U. (1978): Urs Lüthi. Zürich (Galerie und Edition Stähli).

Mediale Anagramme VALIE EXPORT (2003). Katalog. Berlin (Neue Gesellschaft für Bildende Kunst).

Museum Ludwig, Köln (Hrsg.) (2001): Photographie des 20. Jahrhunderts. Köln (Taschen).

Neusüss, F. M. (Hrsg.) (1979): Fotografie als Kunst, Kunst als Fotografie. Das Medium in der bildenden Kunst Europas ab 1968. Köln (DuMont).

Newton, H. (2000): Helmut Newton's Illustrated No 1–No 4. (Complete Edition.) München (Schirmer/Mosel).

Osterwold, T. (1987): »Blow up«, Zeitgeschichte. Ausstellungskatalog. Stuttgart (Cantz).

Passuth, K. (1986): Moholy-Nagy. Weingarten (Kunstverlag Weingarten).

Photographie und Bauhaus, Katalog 3/4. Hannover (Kestner Gesellschaft).

Ray, M. (1963): Self Portrait. Boston/New York (Little, Brown & Co.). [Dt. (1998): Selbstporträt. Eine illustrierte Autobiographie. München (Schirmer/Mosel).]

Ruetz, M. (1997): 1968 – Ein Zeitalter wird besichtigt. Frankfurt a. M. (Zweitausendeins).

Scheler, M. (Hrsg.) (1980): Herbert List. Fotografia Metafisica. München (Schirmer/Mosel).

Sequenzen, Serien usw. (1987). Katalog. Braunschweig (Edition Museum für Photographie).

Sherman, C. (2003): The complete untitled film stills. München (Schirmer/Mosel).

Sprengel Museum (Hrsg.) (1988): Fotovision. Projekt Fotografie nach 150 Jahren. Hannover (Sprengel Museum).

Strategies – Fotografie der neunziger Jahre (2001). Sammlung Sandretto Re Rebaudengo. Zürich (Edition Oehrli).

Struth, T. (1997): Portraits. München (Schirmer/Mosel).

Taylor-Wood, S. (2002): Sam Taylor Wood. Göttingen (Steidl).

Tupitsyn, M. (1999): El Lissitzky – Jenseits der Abstraktion. München (Schirmer/Mosel)

Weski, T. u. H. Liesbrock (Hrsg.) (2000): How you look at it. Fotografien des 20. Jahrhunderts. Hannover (Sprengel Museum).

World Press Photo 2002. London (Thames & Hudson).

Zweite, A., D. Krystor u. R. Spieler (Hrsg.) (2000): Ich ist etwas Anderes – Kunst am Ende des 20. Jahrhundert. Düsseldorf/Köln (DuMont).

8. Kunst und Raum

Das Zeichnen und Malen von Themen, Anliegen, Problemen und ihren Lösungen ist eine häufig genutzte Variante, will man analoge Kommunikation anregen und für Lösungen auch analoge Suchprozesse nutzen.

Kunstwerke (Gemälde, Grafiken, Fotografien, Skulpturen, Installationen ...) können ebenfalls dafür eingesetzt werden, Lösungsprozesse anzuregen. Dafür gibt es viele Zugangsmöglichkeiten, wie z. B. für anstehende Themen oder für angestrebte Entwicklungen Kunstwerke zu finden, von denen angenommen wird, dass sie die Lösung enthalten und abbilden (»Schlag nach bei Picasso«). Die Kunstwerke können mit Hilfe von Reproduktionen wie Katalogen, Plakaten, Postkarten oder direkt in Museen oder Ausstellungen eingesetzt werden.

Hier sollen die aktionsmethodischen Varianten dargestellt werden, zunächst für die Arbeit mit einzelnen Klienten.

Im Kapitel zur Arbeit mit Bodenankern (Kap. 10) wird dargestellt werden, wie Postkarten mit Reproduktionen von Kunstwerken Plätze in einem Raum markieren und sie gleichzeitig »bebildern« können. Der Gewinn dieses Vorgehens ist, dass der im Folgenden beschriebene Weg zur Arbeit mit Kunstwerken auf diese Weise in viele soziometrische Aktionsmethoden integriert werden kann.

Die räumliche Arbeit in Ausstellungen und Museen

Besonders ergiebig zeigt sich die Arbeit mit Kunstwerken, wenn sie direkt in Museen oder Ausstellungen durchgeführt wird. Der Vorteil besteht darin, dass die Originalkunstwerke meist eine besonders intensive Ausstrahlung haben, die durch Reproduktionen nicht zu erreichen ist. Zudem gibt es in den meisten Ausstellungsräumen ausreichend Möglichkeiten, mit räumlichen Positionierungen zu experimentieren und die Kunstwerke so direkt in die Aktionsmethode einzubeziehen (»Als die Bilder laufen lernten«: wobei es sich meist empfiehlt, nur die eigenen Positionen zu verändern). Auf diesem Weg entsteht ein deutlich breiteres Spektrum an Lösungsideen. Ein weiterer Vorteil dieser Methode ist, dass sie gegebenenfalls auch weitgehend allein durchgeführt werden kann. Damit können Museums- und Ausstellungsbesuche eine völlig neue, zusätzliche Dimension erhalten.

Die Vorbereitungen auf diesen Arbeitsschritt erfolgen, wie üblich, mit der Klärung von Ziel und gewünschtem Ergebnis und mit einer guten Platzierung dieses Schrittes im Zusammenhang des Gesamtprozesses (Coaching, Beratung, Teamentwicklung).

Der Einstieg erfolgt durch eine etwa so formulierte Vorannahme: »In einem der hier ausgestellten Kunstwerke ist die angestrebte Lösung für deine Fragestellung dargestellt. Der Künstler (einer der Künstler) gibt dir eine genaue Antwort, die du jedoch verstehen musst. Dazu ist es wichtig, dass dir deine Frage, dein Anliegen vergegenwärtigst, dich darauf konzentrierst, um dann auf die Antworten genau achten zu können.«

Der folgende Prozess wird mit einigen Hinweisen angeleitet: »Du begibst dich in einen Prozess des Findens: Dazu gehst du gesammelt und achtsam durch die Ausstellung, dein Anliegen ist dir präsent. Du lässt die verschiedenen Bilder auf dich wirken. Nutz alle Möglichkeiten des Raumes. Experimentiere mit deiner räumlichen Positionierung zu den Kunstwerken: Geh nah heran und weit weg, betrachte sie von rechts und von links und spüre den Unterschieden nach. Achte darauf, dass du bei diesem Prozess gut ein- und ausatmest. – Die Lösung könnte gefunden sein, wenn du bei einem Kunstwerk oder bei einer der Perspektiven besonders tief durchatmest, es sich in dir warm und entspannt anfühlt oder wenn sich ein angenehmes, leichtes Gefühl breitmacht, wenn dein Körper sich eher aufrichtet, wenn du dich energievoll und mit guter Spannkraft fühlst ... was es auch sei, bleib achtsam für solche Wahrnehmungen. – Mit dem Kunstwerk oder den Kunstwerken, die du finden wirst, wird dann weitergearbeitet.«

Wenn der Klient das oder die Kunstwerke benannt hat, können weitere Arbeitsschritte durchgeführt werden.

Die gefundenen Kunstwerke werden mit den Themen verbunden, die für den Klienten dabei wichtig sind. Anschließend ist zu klären, ob die Werke eher das Problem oder die Lösung abbilden, welche Anteile des Themas wie besonders deutlich werden, wo und/oder wie genau das Thema zum Ausdruck gebracht wird oder wo genau Hinweise auf mögliche Lösungen dargestellt werden.

Nach dieser sprachlich geprägten Zwischenphase wird mit der räumlichen Positionierung zum Kunstwerk gearbeitet: »Verändere deine räumliche Position zum Kunstwerk, geh langsam näher heran oder weiter weg, bewege dich in Halbkreisen um das Werk, geh in die Position des Kindes und in die des 2,50 m großen Erwachsenen.

Geh deinen Empfindungen nach, spür deine Energien und ihre unterschiedliche Intensität. Spür deinen Bewegungsimpulsen nach. Nimm andere Körperhaltungen ein, während du das Werk betrachtest. Geh in eine Kommunikation, eine Interaktion mit dem Werk:

- Was prägt sich mehr was weniger aus bei räumlich veränderter Betrachtung?
- Wie verändert das deine Themen?
- Welche Lösungen entstehen zusätzlich oder klarer?«

Die Ergebnisse dieses Schrittes werden zunächst ausgewertet und in einigen Kernthesen festgehalten.

Die Arbeit mit mehreren Kunstwerken: Eine Erweiterung dieses Prozesses ist es, wenn der Klient mehrere Kunstwerke für sein Thema oder für verschiedene Anteile seines Themas auswählt (empfehlenswert sind maximal drei Werke). Es kann dann mit den Beziehungen der Kunstwerke zueinander und den Wechselwirkungen mit dem Klienten gearbeitet werden:

- »Was sprechen die Bilder zueinander in Bezug auf dein Thema?«
- »Was haben die Künstler miteinander gesprochen, bevor Sie sich deines Themas künstlerisch angenommen haben?«

Der Klient findet dann in dem Raum einen Platz, der passend ist für seine Beziehung zu den Themen, die durch die Kunstwerke dargestellt werden, und der die Kunstwerke in eine Beziehung zueinander bringt. Hier wieder einige Fragen als Anregung für den Prozess:

- »Welche Veränderungen erfahren die Themen und ihre künstlerische Darstellung, wenn die Kunstwerke miteinander und mit dir in Beziehung treten?«
- »Welche Themen rücken näher, welche weiter weg?«
- »Wie ist das Zusammenspiel der Bilder, welche Kräfte sind blockiert, welche entstehen zusätzlich?«
- »Welche neuen Lösungen tauchen auf?«

Der Klient wird aufgefordert, seinen Bewegungsimpulsen nachzuspüren und eventuell eine neue Position auszuprobieren und den Platz wieder entsprechend zu erkunden.

In einem weiteren Schritt kann der Berater die vom Klienten eingenommenen Positionen besetzen, dort seinen eigenen Empfindungen und Wahrnehmungen nachspüren und sie anschließend dem Klienten zur Verfügung stellen.

Durch diese unterschiedlichen Aktionen im Raum und das Spiel mit den analogen Medien werden Lösungsmöglichkeiten erzeugt, die aufgrund der eindrücklichen Bilderwelten eine starke Wirkung bekommen. Reproduktionen der ausgewählten Kunstwerke können dann im Alltag den Transfer katalysieren.

Die Erweiterungen: Je nach Fachwissen des Beraters oder des Klienten können die Hintergründe des Kunstwerks in die Arbeit eingebracht werden. Daraus können weitere Geschichten erzeugt werden, die Lösungsideen generieren. Das sind z. B.:

- die Entstehungsgeschichte der Kunstwerke
- der soziokulturelle, politische Hintergrund und Zusammenhänge der Entstehungszeit
- die Reaktionen, die das Werk in seiner Zeit auslöste
- die Persönlichkeit des Künstlers und seine Entwicklung bei der Entstehung des Werks
- die Bedeutung im Leben, in der jeweiligen Lebensphase des Künstlers.

Dem Berater empfiehlt sich für die Arbeit mit diesem methodischen Zugang, sich über die Hintergründe einiger weniger Künstler und Kunstwerke ausreichend kundig zu machen und entsprechendes Bildmaterial verfügbar zu haben (für eine erste Übersicht vgl. z. B. Tesch u. Hollmann 2005). Für die Arbeit in Kunstausstellungen sind fast immer ausreichend Informationen über die Kataloge oder während der Führungen erhältlich. Wichtig ist, dass der Berater zunächst selbst mit eigenen Themen experimentiert und ein Gespür dafür entwickelt, welche Kunstwerke für welche Themen passend sind. Es ist ein Unterschied, ob die Themen des Klienten in einer Ausstellung mit Malereien menschlicher Körper von Francis Bacon, einer Dadaistenausstellung oder inmitten des erotischen Spätwerks von Picasso bearbeitet werden. Oft haben Klienten auch selbst eine gute Intuition, welcher Künstler ihre Lösungen am ehesten in einem seiner Werke dargestellt hat.

Die Arbeit mit Mehrpersonensystemen (Paaren, Familien, Teams) geschieht in der gleichen Reihenfolge wie im Einzelprozess. Es werden von den Beteiligten manchmal dieselben Kunstwerke für die vereinbarten Themen ausgesucht, oft aber unterschiedliche. Mit diesen Kunstwerken wird dann weitergearbeitet. Allein der Austausch über die in den Kunstwerken dargestellten Lösungen ist meist eine Fundgrube möglicher Entwicklungen. In der Arbeit mit den räumlichen Positionierungen ermöglicht das Mehrpersonensystem durch den Tausch von Plätzen und durch die Erkundung der vielfältigen Interaktionen und Wechselbeziehungen zwischen den Kunstwerken zahllose Möglichkeiten. Auf diese Weise werden Lösungsgeschichten auf einer analogen, metaphorischen Ebene erzeugt.

Eine besonders wirksame Variante dieser Arbeit mit Mehrpersonensystemen in einer Kunstausstellung ist es, zunächst jeden seinen Platz in Bezug auf sein ausgewähltes Kunstwerk finden zu lassen. Der Platz soll für ihn hinsichtlich der angestrebten Lösung besonders als bedeutsam erscheinen.

Die Kunstwerke bekommen dann die Funktion von Mentoren zugeschrieben, die jeden Einzelnen in dem anstehenden Lösungsprozess begleiten werden. Alle Systemmitglieder (Paar, Familie, Team) finden für sich einen solchen Platz und einen Mentor.

Sie bekommen dann die Aufgabe, miteinander durch Bewegung im Raum, durch eine gemeinsame Choreografie in Beziehung zu treten, so dass sie die angestrebte Lösung gemeinsam gestalten und dabei den Kontakt zu ihrem Mentor halten. Dies ist am besten mit einem Slow-Motion-Prozess zu machen, in dem die vielen Bewegungen auf ihre Auswirkungen und Wechselwirkungen hin überprüft werden können.

Die so entwickelte Konstellation wird fotografisch festgehalten, die Kunstwerke können wieder in kleinen Reproduktionen den Transfer in den Alltag begleiten.

9. Spezielle Anwendungsfelder

Die möglichen Anwendungen von Aktionsmethoden sind äußerst vielfältig. Es hängt von der Kompetenz (manchmal vom Mut) des Beraters, Moderators oder Weiterbildungsleiters ab, ob er zu Aktionsmethoden greift.

Prinzipiell ist es möglich:

- eine einzelne Aktionsmethode zur Klärung einer konkreten, abgeschlossenen Frage zu nutzen;
- eine einzelne Aktionsmethode in den Kontext eines längeren Entwicklungsprozesses (eines Team-, Organisations-, individuellen Prozesses) einzufügen – die Vorbereitung für die Aktionsmethode und der anschließende Transfer der Ergebnisse in den Prozess werden dabei als Interventionen verstanden;
- einen Entwicklungsprozess mit dem Einsatz verschiedener Aktionsmethoden zu gestalten.

Im Folgenden sind Beispiele für den Einsatz von Aktionsmethoden erläutert. Dies soll auch als Anregung verstanden werden, neue Einsatzfelder zu erproben oder eigene Varianten von Aktionsmethoden zu (er)finden.

Die Schwelle für die Arbeit im Raum und mit Bewegung lässt sich ganz pragmatisch dadurch absenken, dass Moderationskarten und Stifte verfügbar sind: Es kann dann jederzeit bei unterschiedlichsten Fragestellungen mit Bodenankern gearbeitet werden. So lassen sich Themensammlungen, Entscheidungsoptionen, Teamkonstellationen, komplexe Aufgabenstellungen, Lebensprozesse etc. räumlich sichtbar und in der konkreten Körperbewegung erfahrbar machen.

9.1 Aktionsmethoden in Übergangssituationen

Zur Gestaltung von Übergangssituationen (Lebenseinschnitten, Wechseln von Lebensphasen, Krisen, Veränderungsprozessen in Organisationen etc.) lassen sich die meisten Aktionsmethoden gewinnbringend einsetzen. Übergangssituationen sind dadurch geprägt, dass die Beteiligten sich als nicht mehr zum Alten und noch nicht zum

Neuen gehörig erleben. Man spricht von Phasenübergang, Wandel, Schwellendasein u. Ä. Damit ist einerseits eine entscheidende Phase in Entwicklungsprozessen gemeint. Andererseits wird ein Zustand beschrieben, der von besonderen Emotionen geprägt ist (Unsicherheit, Vorfreude, Angst etc.).

Das Schwellendasein ist auch eine Zeit und ein Ort des Rückzugs von den gewohnten sozialen Handlungsweisen. Es ist eine Zeit und ein Ort der Stille, da dem Neuen nachgespürt werden kann. Die zentralen Werte, Ausrichtungen, Ziele etc. können überprüft werden. Ambiguitäten, Paradoxien, Unschärfen charakterisieren diese Zeit ebenso wie Spontaneität, Handlungsimpulse, Zögern, Be- und Entschleunigungen.

Die Anlässe und Formen von Übergängen sind vielfältig:

- Übergänge sind Teil jedes individuellen Lebensprozesses von der Geburt bis zum Tod mit kritischen, oft auch ritualisierten Übergangsmomenten.
- Übergänge sind Teil von zyklischen Prozessen (z. B. Anbauzyklen der Landwirtschaft, Jahreszeiten) mit typischen Einschnitten.
- Übergänge sind Teil der Prozesse von Gruppen, Kollektiven, Gemeinschaften, die in einen anderen Zustand wechseln (z. B. Firmenfusionen, neue Aufgaben ...).

Im Folgenden werden einige Beispiele für aktionsmethodische Möglichkeiten im Umgang mit Übergangssituationen gegeben. Sie können auch der Vorbereitung von Ritualen dienen, die zur Gestaltung einer Übergangssituation entwickelt werden sollen. Aktionsmethoden enthalten jedoch auch die Möglichkeit, direkt als Ritual verstanden und entsprechend gestaltet zu werden.

9.1.1 Psychodramatische Vignetten bei Übergangssituationen

Mit psychodramatischen Vignetten lassen sich Übergangssituationen inszenieren mit dem Ziel, erste Entwicklungsideen abzuleiten. Auch Zielszenarien können im Spiel erkundet werden. Besonders lustvoll und ergebnisreich ist es, eine gutgestaltete und gelungene Übergangssituationen darzustellen: »Welche Übergangssituationen sind mir/uns in der Vergangenheit gut gelungen? Wie habe ich/wie haben wir das gemacht? Was waren die persönlichen Beiträge zum Gelingen? Welches ist rückblickend der Gewinn des Einschnitts?« Findet solch ein Prozess in einem Team statt, können in Untergruppen zunächst diese Fragen reflektiert werden vor dem Hintergrund der individuellen Biografien und/oder des vergangenen Teamprozesses. Dann werden entsprechende Situationen für Inszenierungen ausgewählt. Im Plenum finden dann Kurzinszenierungen der ausgewählten Szenen statt.

Ziel dieser Inszenierungen ist es, die erfolgreichen Ansätze und Strategien in das aktuelle Erleben zu bringen, damit sie eine gute Grundlage für einen ressourcenorientierten Prozess anregen.

9.1.2 Der Lebenszyklus bei Übergangssituationen

Der Lebenszyklus ist die klassische Aktionsmethode für die Bearbeitung von Übergangssituationen. Er hat in seiner Systematik einerseits die Übergänge zwischen den Quadranten. Andererseits ist der Bezug auf zyklische Abläufe von Leben immer auch ein impliziter Hinweis darauf, dass alles sich wandelt, zu Ende geht, verabschiedet werden muss, um dem Neuen Platz zu geben – basierend auf den gewonnenen Erfahrungen. Es gibt kein Stehenbleiben, sondern Wandel ist das, was Leben prägt. Und es ist die Hoffnung, dass der Wandel immer wieder zum Ausgangspunkt neuer Entwicklungen führt.

Die Arbeit mit dem Lebenszyklus in Übergangssituationen startet mit einem Kriterium, das sich auf die anstehende Veränderung bezieht, meist allerdings sehr allgemein sein kann, z. B.: »Die Situation, in der ich in meiner Beziehung, meinem Team, meiner beruflichen Entwicklung ... stehe.« Die Bandbreite möglicher Kriterien erlaubt es, möglichst viele Aspekte des anstehenden Veränderungsprozesses zu reflektieren: »Von welchen Funktionen oder Rollen gilt es Abschied zu nehmen, welche Gewohnheiten sind zu verändern, welche Beziehungen werden eine andere Qualität bekommen? – Welches wird der Preis sein für die nächsten Schritte? Was sind die Risiken? Was gewinne ich? Welche Chancen öffnen sich? – Welche Gefühle (Ärger, Schmerz, Trauer, Erleichterung, Hoffnung und Freude ...) entstehen bei welchen Aspekten des Prozesses? – Was alles muss ich konkret tun, um einen Schritt weiterzukommen? – Wie bringe ich alles wieder zusammen bei mir, als meine Erfahrung, die die nächsten Zyklen prägen wird?«

9.1.3 Lebenslinien bei Übergangssituationen

Auch die Arbeit mit Lebenslinien oder Zeitstrahlen lassen sich für die Gestaltung von Übergangssituationen gut nutzen.

Dazu ist die Übergangssituation mit einem Vorher und einem Nachher auf dem Zeitstrahl zu markieren. Weiterhin ist ein Ziel oder Zwischenziel zeitlich zu definieren; auf dem Strahl wird ihm ein Platz zugewiesen.

Die Arbeit konzentriert sich zunächst auf den Blick zurück, z. B. mit folgenden Fragen:

- »Was war wichtig und bedeutsam?«
- »Was und wen gilt es zu verabschieden?«
- »Welche Ressourcen für den Übergang haben sich in der Vergangenheit bewährt?«
- »Wer ist wichtig für den Übergang als Begleitung, als Mentor?«

Die in diesem Prozess gefundenen Menschen, Ressourcen etc. erhalten einen Platz mit einem Bodenanker oder mit einem Stellvertreter.

Nach diesem Blick in die Vergangenheit wird der Blick auf die Zukunft gerichtet, und das Ziel des Übergangs wird erkundet. Dies geschieht in der schon geschilderten Art. Hier können dann wieder zusätzlich andere Aktionsmethoden zur Zielbeschreibung eingesetzt werden (z. B. Skulptur, psychodramatische Vignette).

Dann folgt die Erarbeitung des nächsten konkreten Schrittes zur Gestaltung des Übergangs. Dies geschieht in dem oben beschrieben Modus des kontinuierlichen Rollenwechsels zwischen den Akteuren oder Plätzen der Gegenwart und denen des Zielbildes: »Was war aus der Perspektive der erfolgreich gestalteten Zukunft (Zielbild) konkret der erste Schritt, der entscheidend war dafür, den Übergang als wichtige Lebenserfahrung zu verstehen und entsprechend zu gestalten? Welches war die wichtigste Erfahrung dieses Übergangs?«

Wenn die ersten Schritte definiert sind, können sie wiederum aktionsmethodisch inszeniert werden (Skulptur, Vignette ...). Bei einschneidenden Umbrüchen ist es oft wichtig, auf dem Weg von der Gegenwart zu der nächsten Etappe noch ein bis zwei Zwischenschritte des Übergangs zu markieren und zu beschreiben.

Bei solchen vielschichtigen Prozessen lohnt es, eine fotografische Dokumentation von Prozess und Ergebnis anzufertigen.

9.1.4 Glaubenspolaritäten bei Übergangssituationen

Die oben dargestellte soziometrische Arbeit mit den Glaubenspolaritäten kann insbesondere dann zur Gestaltung von Übergangssituationen eingesetzt werden, wenn es um die Klärung der Schwerpunkte von Veränderungsprozessen geht. Dabei wird das Dreieck im Raum installiert, und es werden den drei Winkeln »Liebe«, »Glaube«, »Ordnung« Begriffe zugeordnet, die für die Kultur der Klienten und für den anstehenden Veränderungsprozess nützlich sind (z. B. Beziehungen/soziale Kontakte/..., Werte/Sinn/..., Strukturen/Arbeitsprozesse/...).

Es werden Kriterien bestimmt, denen in dem anschließenden Prozess nachgegangen werden soll, z. B.:

- »Das, was den Übergang besonders prägen soll.«
- »Die wichtigsten Ressourcen im anstehenden Übergang.«
- »Die wichtigsten Erfahrungen, die für den Übergang wichtig sind.«
- »Der Übergang gelingt gut: das, was die Zeit danach besonders prägen wird.«

Der oder die Klienten (Individuen, Teams etc.) werden gebeten, einen Platz im Dreieck oder außerhalb für jedes Kriterium zu finden. Weitere Kriterien können später bearbeitet werden. Wenn alle in einem ruhigen, achtsamen Prozess ihren Platz gefunden haben, folgen die nächsten Arbeitsschritte.

Zunächst wird eine kurze Beschreibung benötigt, die die Wahl des Platzes erläutert:

- »Welches ist die wichtigste Botschaft des Platzes?«
- »Was bedeutet das für die konkrete Gestaltung des Übergangs?«

Dabei entstehen Beschreibungen, wie z. B.:

- »Bei dem Übergang, den unser Team zu bewältigen hat, können wir uns als wichtigste Ressource auf unsere guten Arbeitsbeziehungen verlassen. Das hat zur Konsequenz, dass wir konkret unsere Besprechungskultur überdenken und verdichten sollten.«
- »Der wichtigste Aspekt des jetzt für mich anstehenden Übergangs in meinem Arbeitsfeld ist die verstärkte Ausrichtung auf den Sinn der kommenden Aufgaben für mich persönlich. Deswegen muss ich mir als Erstes darüber klarwerden, was

ich in den letzten Jahren meines Berufslebens noch erreichen will.«

Die Beschreibungen der Plätze werden, insbesondere bei Mehrpersonensystemen, aufgeschrieben (Flipchart oder Moderationskarten), damit sie für die folgende Gestaltung des Übergangsprozesses zur Verfügung stehen.

9.2 Die Inszenierung der Phasen eines Veränderungsprozesses

Für Veränderungsprozesse und die Gestaltung von Übergangssituationen werden oft Phasen beschrieben, die den Verlauf fast regelhaft prägen sollen, was natürlich nicht präskriptiv, sondern deskriptiv zu verstehen ist. Die schon genannten Unsicherheiten in den Zeiten des »nicht mehr im Alten und noch nicht im Neuen« lassen in Kollektiven, die sich verändern, »typische« Empfindungen aufscheinen. Diese werden gern in einem Kurvenverlauf dargestellt. Diese Form der Komplexitätsreduktion wurde zur Planung von gezielten Interventionen in den verschiedenen Phasen von Veränderungsprozessen entwickelt. Viele Menschen finden ihre eigenen Erfahrungen in solchen Kurven gut zusammengefasst, so dass die Arbeit damit eine hohe Plausibilität hat. Für das Verstehen von emotionalen Dynamiken in Veränderungsprozessen sind eine räumliche Darstellung und das körperliche Vollziehen solcher Kurven nützlich. Dieser aktionsmethodische Schritt kann zur Ableitung konkreter Maßnahmen und Interventionen in kollektiven Veränderungsprozessen genutzt werden. Dafür eignet sich z. B. die in Abbildung 12 dargestellte Kurve, die auch wieder der Idee einer geometrischen Grundfigur zum Aufbau einer Aktionsmethode folgt.

Der aktionsmethodische Arbeitsprozess beginnt – nach der Markierung der Kurve im Raum – mit einer Erläuterung des Phasenmodells, der dazugehörenden Dynamiken und Ressourcen und der Besonderheiten des Erlebens. Die Teilnehmer werden gebeten, sich an einen (beruflichen oder privaten) Veränderungsprozess möglichst lebendig zu erinnern, den sie als einschneidend erlebt haben und der für sie ein gutes Ergebnis hatte. Mit den dabei entstehenden Bildern und Empfindungen sollen sie sich gesammelt entlang der Kurve bewegen

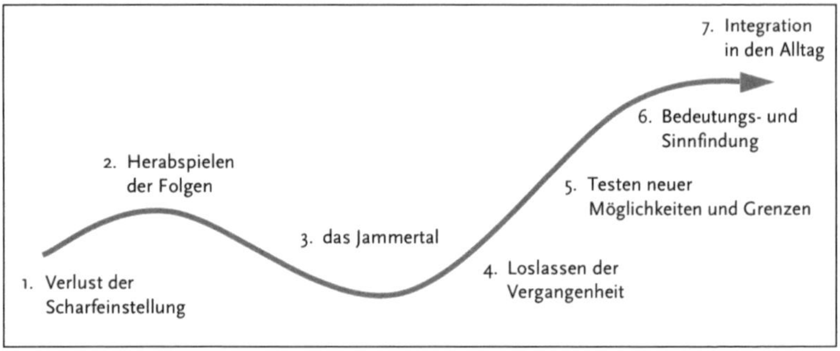

Abb. 12: Veränderungsphasen (Die sieben Phasen der Reaktion auf einschneidende Veränderungen, nach Spencer u. Adams 2004; Haibach 1995)

und darauf achten, welche Aspekte ihnen besonders bekannt vorkommen, welche Begriffe, Bilder, Metaphern an den verschiedenen Stellen der Kurve auftauchen usw. Die körperliche Bewegung entlang der Kurve führt auch bei diesem aktionsmethodischen Vorgehen zu einem umfassenden Erinnern und Erleben mit meist sehr treffenden und präzisen Begriffen.

Es erfolgt dann ein zweiter Gang entlang der Kurve, bei dem alle Beteiligten Stifte und Moderationskarten mitführen. Die auftauchenden Begriffe werden aufgeschrieben und an dem Platz, an dem sie entstehen, zu Boden gelegt. Es sammeln sich in den verschiedenen Phasen damit die Begriffe, die für etwas stehen, das als bedeutsam erlebt wurde und die »inneren Landkarten« für den anstehenden Veränderungsprozess besonders prägt: Die vorhandenen Bilder, die Ressourcen, Chancen, Befürchtungen, Risiken etc. werden dadurch konkretisierbar. Bei diesem zweiten Gang wird auch erkundet, an welcher Stelle die Beteiligten den Stand des aktuellen Veränderungsprozesses erleben. Diese Markierung erfolgt durch besonders gefärbte Moderationskarten.

Mit dem Ziel, den Transfer in den anstehenden Prozess abzuleiten, wird zunächst gemeinsam untersucht, wo die heiklen Situationen in diesem Prozess sein könnten und wo der Prozess auf Grund der vorhandenen Ressourcen »Schwung holen« oder besonders gut fließen könnte. Zudem wird die (unterschiedliche) Wahrnehmung des aktuellen Stands des Prozesses analysiert, wodurch die derzeitigen Chancen und Risiken konkret auf den Prozess bezogen werden können.

Diese verschiedenen Phasen werden gemeinsam auf der Kurve aufgesucht. An diesen Orten werden dann die Ideen für die notwendigen Schritte skizziert und dokumentiert. Man beginnt an den Plätzen der Ressourcen, dort, wo kraftspendende, lösungsorientierte Ideen formuliert wurden. Die konkretisierten Ideen für den Transfer werden auf einem Flipchart aufgeschrieben.

Der weitere Ablauf nimmt Bezug darauf, welche Phasen die Beteiligten in der aktuellen Situation erleben und wo sie ihr Erleben auf der Kurve verortet haben. Das Prinzip ist folgendes:

Es werden die heiklen Orte im Phasenmodell aufgesucht. Hier bestehen spezifische Risiken, z. B. dass eine große Irritation zielgerichtete Aktivitäten blockiert, dass die Notwendigkeit der Veränderung nicht wahrgenommen wird, dass die Erinnerungen und Bilder einen eher lähmenden Einfluss auf die Beteiligten haben usw. Typischerweise sprudeln die Ideen zu der Frage, wie diese Phase überwunden werden könnten, eher spärlich. Besonders auf der mit »Jammertal« markierten Stelle gibt es oft ein sehr langes Verharren. Es entsteht dort rasch die Idee, man könne sich länger einrichten und durch gemeinsames Jammern für Wärme sorgen. Dieses Beharrungsvermögen braucht dann Impulse, die erste Bewegungen ermöglichen.

Die aktionsmethodische Lösung besteht darin, dass ein Teil der Gruppe nur kurz in dieser Phase des Stockens oder der Lähmung bleibt und sich weiter auf der Kurve entlangbewegt. Optimal ist es, wenn die Phase »Austesten neuer Möglichkeiten und Grenzen« aufgesucht wird. Hier sind oft viel Energie und Handlungsfreude erlebbar. Durch wiederholte Rollenwechsel zwischen Gruppenmitgliedern aus den unterschiedlichen Phasen lassen sich neue Ideen entwickeln, z. B.:

- wie die lähmende Situation überwunden werden kann
- welcher Preis dafür unter welchen Bedingungen gezahlt werden kann
- welche Ressourcen und Energien für den weiteren Prozess auch in dem Beharrungsvermögen stecken
- was im weiteren Prozess mitgenommen werden soll
- wie der Wille zur Öffnung für das Neue gefördert werden kann.

Die Rollenwechsel werden zwischen mehreren Gruppenmitgliedern durchgeführt; so wird der Blick aus einer aktiv bewältigten Zukunft in den Ideenfluss eingespeist. Die Wahrnehmung der möglichen Zukunft setzt dann kleine Impulse z. B. im »Jammertal«, die oft zu Momenten der Nachdenklichkeit und der Ruhe führen, aus der dann konkrete Lösungsideen entstehen. Diese werden wiederum auf dem Flipchart aufgeschrieben.

Die Plätze, die für den Stand des aktuellen Veränderungsprozesses wahrgenommen werden, stehen bei diesem Vorgehen dann im Zentrum der Arbeit mit den Rollenwechseln. Auf diese Weise entsteht eine Sammlung von Bildern, Empfindungen, Landkarten bis hin zu ersten Konzepten konkreter Maßnahmen. Da diese Sammlung auch körperlich und emotional vollzogen wurde, ist damit eine gute Grundlage für einen wirksamen und konkreten Transfer in den Alltag gegeben.

Ein Beispiel: Mehrere Teams standen vor einschneidenden Veränderungen im Rahmen der umfassenden Umorganisation der psychosozialen Versorgung. Es wurden einerseits neue Aufgabenzuschnitte notwendig, die einige der wichtigen bisherigen fachlichen Leistungen deutlich reduzierten und die administrativen Anteile entsprechend erhöhten. Zudem wurden drei bislang selbstständig operierende Teams unter einer neuen Leitung zusammengefasst. Die Zusammenfassung hatte nicht nur formalen Charakter, sondern sollte im konkreten Alltagsgeschäft operativ vollzogen werden, durch Spezialisierungen, Vertretungen etc. Insgesamt veränderte sich der Arbeitsbereich jedes einzelnen Mitarbeiters deutlich, der Widerstand gegen diese Veränderungen war erheblich.

In der Architektur des Veränderungsprozesses waren aktionsmethodische Interventionen vorgesehen. Der Prozess wurde mit allen 30 betroffenen Mitarbeitern und Führungskräften in einem eintägigen Workshop gemeinsam begonnen. Nach der genauen Darstellung des (politisch vorgegebenen) Ziels und der Rahmenbedingungen des Veränderungsprozesses wurde zunächst die Möglichkeit einer Reaktion auf die Darstellung der Situation gegeben, im Sinne einer ersten Vor- und Nachteilsanalyse. Daran schloss sich die erste aktionsmethodische Intervention an, und zwar als räumliche Darstellung des Phasenmodells. Dabei zeigte sich, dass die eine Hälfte der Mitarbeiter die Situation als »Verlust der Scharfeinstellung« erlebte oder den Veränderungsdruck als nicht sehr stark empfand, ihn herunterspielte (»Es wird nicht so heiß gegessen, wie es gekocht wird«). Die andere Hälfte positionierte sich im »Jammertal«.

Zwei Mitarbeiter vom »Jammertal« und zwei vom »Verlust der Schafeinstellung« nahmen probeweise den Platz der neuen »Möglichkeiten und Grenzen« ein. Die Impulse und Ideen, die sie dort äußerten, hatten sowohl im Feld »Verlust der Scharfeinstellung« als auch im Feld

»Jammertal« eine hohe Aufmerksamkeit erregt. Viele nahmen dann vorübergehend ebenfalls diesen Platz ein.

In der anschließenden Reflexion des aktionsmethodischen Intermezzos kristallisierten sich z. B. folgende Aspekte als besonders wichtig heraus:

- Der Verlust an Fachlichkeit wurde als Fehlentwicklung erlebt, und es wurde eine Arbeitsgruppe eingerichtet, die Lösungen für eine Neupositionierung von Fachlichkeit in dem veränderten Rahmen ausloten sollten.
- Den anstehenden Veränderungen der Arbeitsbeziehungen wurden einerseits Trauer, andererseits zunehmend auch Neugier zugeordnet. Es wurde vereinbart, eine Phase intensiver Hospitationen einzurichten.

Die aktionsmethodische Intervention hatte zu einer deutlichen Energetisierung der anschließenden Arbeitsschritte beigetragen. Die Analyse der dokumentierten Ideen ergab noch zahlreiche Ideen zur Minimierung von Risiken im Veränderungsprozess (z. B. Veränderungen der Kommunikationslandschaft, der Besprechungen etc.), zum Erhalt wertvoller Traditionen (z. B. Pflege der Beziehungsebene durch gemeinsame Veranstaltungen und Weiterbildungen), zum Herausarbeiten der Profile und der Werte der bisherigen Arbeit und zur gemeinsamen Gestaltung der zukünftigen Abläufe (z. B. Workshops).

Wichtig war, dass die Ergebnisse der aktionsmethodischen Intervention in die konkrete Planung der weiteren Schritte einflossen (was, wer, mit wem, bis wann?).

9.3 Aktionsmethoden am Beginn von Teamentwicklungen und Seminararbeit

Es hat keiner gesagt, dass Seminare und Workshops im Sitzen beginnen müssen: Statt 30 Statements im Stuhlkreis abzufragen und damit die Anfangsenergie zu blockieren, bieten sich soziometrische Explorationen an. Dazu kann der gesamte Fundus der Aktionsmethoden eingesetzt werden.

Zum Einstieg in neue Gruppen bieten sich Fragen und Kriterien an, die die bestehenden sozialen Netzwerke erkunden, also: wer wen schon aus früheren Kontexten kennt. Das hilft allen Teilnehmern, sich besser zu orientieren, und zeigt vorhandene Ressourcen, die in die aktuelle Arbeit einfließen können. Die Gruppe beginnt, ihre eigene (Vor-)Geschichte zu erzählen, indem sie an frühere Geschichten anschließt. Teilnehmer ohne vorherige Vernetzung habe so die Möglichkeit, ihre Ankopplung gezielter zu gestalten. Ähnliche Effekte haben Fragen nach geografischer Herkunft, nach aktueller beruflicher Verortung, nach Ausbildungsberufen, nach Dauer der aktuellen Partnerschaft, nach Anzahl der Kinder, nach dem eigenen Platz in der Geschwisterreihe, der religiösen Zugehörigkeit, nach gesunderhaltenden Aktivitäten etc. Aktionsmethodisch werden diese Explorationen durch Wahlen (Hand auf die Schulter legen), durch Rangfolgen auf Skalierungslinien oder durch Clusterbildungen im Raum umgesetzt. Der Prozess kann auch für zusätzliche Fragen von Teilnehmern geöffnet werden, die als Kriterien formuliert werden und dann im Raum dargestellt werden können.

Solche Erkundungen und Vernetzungen können zum Einstieg auch im Rahmen von größeren Veranstaltungen, Kongressen oder Großgruppenkonferenzen durchgeführt werden, dafür im Folgenden ein Beispiel.

9.3.1 Soziometrische Explorationen zur Gestaltung einer Tagung (durchgeführt mit E. Pfäfflin)

Die hier beschriebene soziometrische Exploration wurde zum Beginn einer zweitägigen Tagung durchgeführt. Anlass der Tagung war der 20. Geburtstag eines Forschungs- und Ausbildungsinstituts. Gründerin und Gründer des Instituts waren anwesend, sie waren weiterhin in der Funktion der Leitung des Instituts und prägten sehr stark seine Kultur und Inhalte.

Ziele des soziometrischen Einstiegs in die Tagung waren:

- Es sollte möglichst rasch eine Vernetzung der ca. 80 Teilnehmer untereinander erreicht werden. Die Tagung setzte mit den geplanten Arbeitseinheiten stark auf eine kreative Kommunikation der Beteiligten, die mit dem Einstieg gefördert werden sollte.
- Die an der Tagung Teilnehmenden sollten mit ihrer unterschiedlichen Beteiligung an der Geschichte des Instituts und

mit ihren früheren Begegnungen mit den Institutsgründern zusammengeführt werden. Dadurch sollte die gemeinsame Arbeitsbasis optimiert werden.
- Es sollte für alle Beteiligten eine Transparenz erzeugt werden bezüglich der vorbestehenden sozialen Strukturen und Beziehungen unter den Anwesenden. Dies sollte den Kontaktmöglichkeiten, -wünschen und -interessen während der Tagung konkrete Anknüpfungsoptionen eröffnen.

Die Örtlichkeit – eine geräumige Halle – bot den notwendigen Bewegungsspielraum. Für den gesamten Prozess war ein Zeitrahmen von einer Stunde eingeplant.

Einstiegssoziometrie

Es wurden folgende Schritte der soziometrischen Exploration durchgeführt.

1. Soziometrische Exploration, Kriterium: »Wer kennt einen der Institutsgründer, und wer kennt keinen?«

Dazu stellten sich die Institutsgründer in die Mitte, die Gäste teilten sich in zwei Gruppen: Die noch keinen von beiden kannten, blieben in einem Außenkreis, die anderen stellten sich zu den Institutsmitgliedern. Im Ergebnis kannten nur vier Gäste noch keinen der Institutsgründer. Sie suchten sich jeweils einen aus der anderen Gruppe, der ihnen als Mentor zugeordnet wurde.

2. Soziometrische Exploration, Kriterium: »Wer kennt die Institutsgründer wie lange?«

Dazu wurden vier Zeiteinheiten vorgegeben: länger als 20 Jahre, 10–20 Jahre, 5–10 Jahre, weniger als 5 Jahre. Zur räumlichen Darstellung wurde den vier Ecken des Raumes je eine der Zeiteinheiten zugewiesen. Auf diese Weise entstanden vier Gruppen, die folgende Aufträge erhielten:

- »Erzählt euch von eurer ersten Begegnung.«
- »Formuliert anschließend in den Gruppen Sätze, Botschaften an die beiden Institutsgründer.«

Als Ergebnis wurde durch die Sätze eine Geschichte der Begegnungen mit den Institutsgründern mit sehr persönlichen Anmerkungen skizziert. Dies schaffte für alle Beteiligten den historischen Hintergrund, verbunden mit einem »Who's who«.

3. Soziometrische Exploration, Kriterium: »Wer hat wie lange Kontakt mit dem Institut?«

Die zeitliche Reihenfolge wurde auf einer im Halbkreis gebogenen Linie dargestellt (Anciennitätsreihe); den Beginn der Reihe markierte: »Seit der Gründung des Instituts habe ich Kontakt«, das Ende der Reihe markierte: »Persönlich habe ich noch nichts mit dem Institut zu tun gehabt«.

Die Reihe wurde anschließend entsprechend ihrer Positionierung in Zehnergruppen aufgeteilt, die folgenden Auftrag erhielten: »Erzählt euch eure ersten Erfahrungen mit dem Institut.«

Aus jeder der acht Gruppen wurde dann eine kurze Geschichte im Plenum berichtet.

Durch diesen Schritt entstand eine Skizze der Institutsentwicklung, bezogen auf die verschiedenen Entwicklungsperioden, die in den Gruppen jeweils präsentiert waren.

4. Soziometrische Exploration, Kriterium: »Wer hat mit wem zusammen eine Ausbildung an dem Institut gemacht (war in einer Ausbildungsgruppe)«?

Die Gruppen stellten sich zusammen und gaben die Zeit ihrer Ausbildung an. Sie markierten damit besondere Verbindungen bzw. Subgruppen, qualifizierten sich auch für spätere Fragen nach der »Tiefenstruktur« des Instituts.

5. Soziometrische Exploration, Kriterium: »Was hat mich angezogen, bewegt, was ist mein wichtigster Beweggrund gewesen, um hierher zu kommen?«

Die Beweggründe der an einer Tagung Teilnehmenden sind für die entstehende Dynamik von entscheidender Bedeutung. Die »Solidarisierung« mit Menschen ähnlicher Motivation und die Transparenz unterschiedlicher Motivationen erhöhen die Optionen kreativen Kontakts. Für diese Exploration wurde folgende Vorgabe gemacht: »Natürlich kommt ihr wegen einer Mischung unterschiedlicher Beweggründe. Bitte konzentriert euch jetzt auf euren wirklich wichtigsten Beweggrund, eure Hauptmotivation. Bitte setzt eine Priorität. Wir markieren im Raum folgende vier Plätze für mögliche Hauptmotivation:

- der schöne Tagungsort
- das Tagungsfest
- bestimmte angekündigte Workshops oder Foren
- bestimmte Menschen.

Der freie Raum in der Mitte bedeutet: etwas ganz anderes.«

Nachdem sich in den Ecken sehr unterschiedlich große Gruppen gebildet hatten, folgte die Einladung, sich an den einzelnen Orten darüber auszutauschen, was auf der Tagung passieren müsste, damit man sie als »gelungen« wertet, und was der eigene Beitrag dazu sein könnte. Aus den Gruppen wurden dann einzelne Statements im Plenum veröffentlicht. Sie gaben ein Abbild der Erwartungen und wurden für Ankündigungen von konkreten Beiträgen genutzt.

6. Soziometrische Exploration, Kriterium: »Gibt es jemand im Raum, den ich in den nächsten Tagen besser kennenlernen will? Trefft eine Entscheidung. Die Wahl wird dadurch markiert, dass ihr zu dem- oder derjenigen geht und die Hand auf die Schulter legt.«

Durch diesen Schritt entstand ein Netzwerk mit unterschiedlicher Dichte von Wahlen bei den einzelnen Gästen. Die Vernetzung wurde unterstützt durch die Einladung: »Entscheidet, ob ihr euch schon konkret verabredet – zu was auch immer.«

Soziometrie zur Auswertung und Evaluation

Die Auswertung der Tagung sollte:

- ein Abbild der individuellen Zufriedenheiten mit der Tagung geben
- den persönlichen Erfahrungsprozess sichtbar machen und die Möglichkeit zum persönlichen Abschluss geben
- den zukünftigen Weg der Gäste in Bezug auf das Institut markieren und der weiteren Entwicklung des Instituts Impulse geben.

1. Soziometrische Exploration: Evaluation der Tagung; Kriterium: »Was ist mein deutlichster Gewinn aus diesen zwei Tagen, wozu habe ich am meisten erfahren?«

Es wurden nacheinander drei Kategorien mit jeweils einer Skala erfragt und sichtbar gemacht. Dazu wurde eine Skala von »0 = gar nicht« bis »10 = besonders viel« im Raum eingerichtet. Die Bewertung erfolgte so, dass sich jeder entsprechend der eigenen Einschätzung seines Gewinns zu den drei Kategorien jeweils auf der Skala platzierte. Die drei Kategorien waren:

- fachliche Anregungen
- Gewinn für die persönliche Entwicklung
- wichtige soziale Kontakte, Begegnungen.

Die jeweils auf den Skalen bei ähnlichen Einschätzungen Zusammenstehenden tauschten sich kurz aus. Anschließend wurden kurze Statements im Plenum veröffentlicht.

2. Soziometrische Exploration: persönliche Entwicklung; Kriterium: »Welches ist mein Entwicklungsprozess in den nächsten zwei Jahren? Welche Schritte stehen aktuell für mich an und sind durch die Erfahrungen in diesen zwei Tagen deutlicher geworden?«

Für diese Exploration wurde der Lebenszyklus (s. Abschnitt 4.2) eingesetzt. Er war mit Klebeband im Raum markiert worden. Nach einer Erläuterung des Grundprinzips des Zyklus und der Bedeutung der Felder und Übergänge wurden alle eingeladen, den Zyklus langsam zu durchlaufen, sich ihre persönliche und/oder berufliche Entwicklung vor dem Hintergrund der Erfahrungen der letzten zwei Tage zu vergegenwärtigen und sich von ihrer Wahrnehmung auf einen passenden Platz führen zu lassen: »Welcher Platz passt zu der aktuellen Situation am ehesten?«

Alle wurden gebeten auf dem gefundenen Platz stehenzubleiben, kleine Gruppen aus der Umgebung ihres Platzes zu bilden und sich in diesen kleinen Gruppen auszutauschen: »Was ist das Besondere an dem Platz, und was wird der nächste konkrete Schritt sein?«

Dieser Schritt diente dem persönlichen Abschluss, dem inneren Einstimmen auf die Zeit nach der Tagung und dem Transfer der Erfahrungen in den eigenen Alltag.

3. Soziometrische Exploration: Institutsentwicklung; Kriterium: »Welches Wunder erwarte ich an welchem der Pole von dem Institut in den nächsten drei Jahren?«

Dazu wurde das Schema der Glaubenspolaritäten für eine soziometrische Exploration eingesetzt, im Raum markiert und mit den Polen »Beziehung«, »Erkenntnis«, »Ordnung« benannt. Die Teilnehmer wurden eingeladen, sich dorthin zu begeben, wo sie das Wunder erwarteten, und dort in Untergruppen ihre Ideen zu bündeln. Die Aufgabe war, die erwarteten Wunder in einer Kurzskulptur mit wenigen Bewegungen zu präsentieren und die Skulptur zu benennen. Abschließend wurden aus jeder der Ecken die erwarteten Wunder entsprechend vorgetragen.

9.4 Evaluationen in Aktion

Evaluationen von Seminaren, Workshops und Tagungen lassen sich durch Aktionsmethoden sehr effektiv gestalten. Einige Beispiele sind bei der Auswertung der Tagung im Abschnitt 9.3.1 beschrieben worden. Sowohl dem reduzierten Energiepegel am Ende solcher Veranstaltungen und als auch der oft beginnenden motorischen Unruhe vor Heimreise wird damit Rechnung getragen. Zudem ist das Ergebnis deutlich sichtbar und kann in abschließende Stellungnahmen einfließen.

Am einfachsten sind dafür Skalierungen zu nutzen, die im Raum markiert werden: »Wie zufrieden bin ich mit ... wobei habe ich am meisten erfahren bzw. erreicht ... auf einer Skala von 0 bis 10?« Damit können dann Kriterien überprüft werden, die für den Erfolg der Veranstaltung aussagekräftig sind. Es können damit Statements zur Wahl des Platzes abgegeben werden, und/oder es werden Gespräche mit den jeweiligen Nachbarn über die Auswertung der Veranstaltung angeregt.

Andere Möglichkeiten der Evaluation bieten sich auch mit den anderen geometrischen Grundformen an (die methodischen Schritte sind oben erläutert).

Die Auswertung kann in Bezug zu den Polaritäten (Dreieck) markiert werden: »Für welche der Pole war die Veranstaltung für dich besonders wichtig/hat für dich wichtige Ergebnisse erarbeitet?«

Auf dem Lebenszyklus kann insbesondere die Auswertung der persönlichen Prozesse erfolgen: »Welches ist dein Platz am Ende der Veranstaltung in Bezug auf das Thema, das dich hier besonders bewegt oder interessiert hat?«

Das Tetralemma (Ambivalenzdiamant) kann man nutzen, um Evaluationen von Veranstaltungen mit eher strittigen Themen zu evaluieren: »Welche Seite des Themas hat die Veranstaltung am ehesten geprägt: A – B – beide in ausgewogenem Verhältnis – keines – sondern eher dritte Perspektiven?«

Aus diesen räumlichen Darstellungen lassen sich dann wieder Gesprächssequenzen ableiten für z. B. einen kurzen Austausch in Kleingruppen, die sich an gemeinsam gewählten Orten zusammenfinden. Die Frage an die Gruppen sollte dann fokussierend sein: »Was ist das wichtigste Gemeinsame, das von dem Platz mitzuteilen ist?«

Eine Alternative ist, dass sich Vertreter von unterschiedlichen Plätzen in Kleingruppen zusammenfinden. Sie arbeiten dann die deutlichsten Unterschiede ihrer Schwerpunkte, Einschätzungen und Bewertungen heraus.

Der Vorteil aktionsmethodischer Schritte am Abschluss ist auch, dass eine hohe Präsenz und Sichtbarkeit aller Beteiligten und eine abschließende Vernetzung erreicht werden.

9.5 Lebensbalance

Neben der Arbeit mit der Lebenslinie kann die Arbeit mit Lebensbalancen ein wichtiger Baustein z. B. im Coaching und im Gesundheitscoaching sein. Unter »Lebensbalancen« werden all die Aspekte zusammengefasst, die sich mit der Stimmigkeit von Lebensprozessen beschäftigen und die dabei insbesondere Wert darauf legen, dass wichtige Teile des Lebens einen angemessenen Platz in der individuellen Lebensgestaltung erhalten (auch als Life Balance, Work Life Balance beschrieben).

Das Konzept der Lebensbalance folgt der Idee, dass Menschen ihr Leben mit seinen zahlreichen Facetten immer neu balancieren müssen. Dabei geht es nicht nur um die Balance zwischen Familie und Arbeit, sondern weit darüber hinaus auch um Lebensentwürfe, um Werte etc. Das Konzept fokussiert darauf, dass Menschen sich kontinuierlich verändern müssen, um ihre Identität zu wahren und um den jeweiligen Herausforderungen sowie den biologischen und sozialen Veränderungen gerecht zu werden. Die unterschiedlichen Lebensphasen benötigen jeweils neue Antworten, neue Balancen und neue Bewältigungen der Herausforderungen.

Das Konzept der Lebensbalancen ist sehr eingängig und plausibel und kann deshalb gut in die Beratungsarbeit integriert werden. Es wird hier allerdings in einem deutlich erweiterten Sinne gebraucht, als es gemeinhin üblich ist, nämlich auch mit Bezug auf die Fragen nach dem Sinn und die Fragen nach übergeordneten Lebensentwürfen.

Dazu sind Methoden entwickelt worden, die eine entsprechende Visualisierung ermöglichen und die auch geeignet sind zur Beobachtung und Evaluation eigener Entwicklung (vgl. dazu Lauterbach 2005, 2006).

Aktionsmethodische Vorgehensweisen zur Lebensbalance haben als Grundlage die räumliche Darstellung der verschiedenen Lebensbereiche und ihrer Dynamiken: privates und berufliches Leben, Aktivität und Passivität, Anspannung und Entspannung, neue Entwicklungen und der Genuss des Alten, Alleinsein und das Leben mit anderen, körperliches, seelisches und spirituelles Leben, Herausforderungen und Gesunderhaltung, Hobbys und Engagement, die verschiedenen Teile der Lebensentwürfe etc.

Ziel der Darstellung ist es, dem Klienten zu ermöglichen, die unterschiedlichen Aspekte und Schwerpunkte seines Lebens in der erstellten Landkarte aufzusuchen und mit allen Sinnen den gelungenen Balancen und den Dysbalancen nachzuspüren. Als Ergebnis lassen sich der kurz- und der mittelfristige Handlungsbedarf konkretisieren.

Nachdem Ziel und Ausrichtung der Beratungssequenz geklärt sind, wird der aktionsmethodische Arbeitsprozess in mehreren Schritten vollzogen.

1. Schritt: Erarbeitung der räumlich dargestellten Landkarte

Mit dem Klienten werden zunächst die wichtigen Aspekte seines derzeitigen Lebensprozesses und seines aktuellen Lebensentwurfs erarbeitet. Durch zusätzliche Fragen werden dann möglichst umfassend die bedeutsamen Lebensthemen eruiert, z. B.:

- »Was war in der Vergangenheit wichtig und hat jetzt keinen Platz mehr?«
- »Was wird in den nächsten Jahren einen besonderen Platz brauchen (auch wenn es jetzt noch gar nicht vorkommt)?«
- »Angenommen, du fragtest XY, was würde er dir besonders empfehlen, das du in deine Lebensbalance aufnehmen solltest?«

Für die räumliche Darstellung werden wieder Personen oder Bodenanker eingesetzt. Das Vorgehen ist entsprechend den schon dargestellten Abläufen: Stehen Menschen zur Verfügung, kann mit der Methode des Rollenwechsels eine Vertiefung und Differenzierung erfolgen, bei der Arbeit mit Bodenankern übernimmt der Berater die sprachlichen Anteile der einzelnen Plätze.

Die im Gespräch entwickelten Themen werden zu Begriffen verdichtet. Dafür werden dann Stellvertreter ausgesucht, oder die Begriffe werden auf Moderationskarten geschrieben. Der Klient wird – nach Markierung seines eigenen Platzes – aufgefordert, den Karten einen Platz und eine Ausrichtung in dem verfügbaren Raum zu geben. In dieser räumlichen Darstellung wird das aktuelle Bild erzeugt, wie der Klient es gegenwärtig wahrnimmt. Zu den Plätzen und den Ausrichtungen können Sätze formuliert werden. Die Sätze werden vom Klienten dadurch entwickelt, dass er sich auf den Platz des Bodenankers stellt und zu sich selbst spricht (»Du beachtest mich seit Jahren nicht«, »Ich habe hier viel Spielraum und viel Macht« ...).

Diese Sätze übernimmt dann der Stellvertreter bzw. der Berater, indem er sich auf die entsprechenden Bodenanker in der vorgegebenen Richtung stellt.

2. Schritt: Erarbeitung einer balancierten Landkarte

Der Klient betrachtet sein Bild aus der Außenperspektive. Gegebenenfalls werden ihm durch den Berater in der gewohnten Weise von den Plätzen aus die Sätze noch einmal »eingespielt«. Es folgen eine erste Bewertung des entstandenen Bildes und die Markierung des deutlichsten Handlungsbedarfs. Der Klient definiert dann – zunächst sprachlich aus der Außenperspektive – die daraus abgeleiteten ersten Veränderungen seiner Lebensbalance.

Diese Veränderungen werden dann modelliert, d. h., sie werden durch Veränderung der räumlichen Konstellationen probeweise realisiert. Der Klient nimmt wiederum die sich verändernden Plätze ein und ordnet ihnen neue Sätze zu (»Ich kann dich hier wenigstens schon einmal aus der Ferne sehen«, »Hier bin ich deutlich energievoller« ...). Der Berater übernimmt wiederum die neuen Sätze und stellt sie dem Klienten zur Verfügung, der wieder seinen eigenen Platz eingenommen hat.

Häufig ergibt sich eine Konkurrenz zwischen einzelnen Lebensthemen, z. B. zwischen beruflichem Engagement und spiritueller

Entwicklung oder zwischen den Aktivitäten, dem Engagement und der Erholung. Dann werden in Dialogen zwischen den einzelnen Plätzen mit der Methode des Rollenwechsels Verhandlungen geführt, die zu einer Lösung führen sollen. Dabei gilt, dass es für die Lebensbalancen wichtige Bereiche gibt, die nicht gegeneinander, sondern nur durch einen zeitnahes Oszillieren gelöst werden können (z. B. Anspannung und Erholung). Oft liegen die Lösungen also nicht in der Gleichzeitigkeit und manchmal auch nicht im raschen Oszillieren (Stunden, Tage wie bei Erholungszeiten u. Ä.), sondern sie werden in einem deutlichen Nacheinander gefunden. Das muss dann zwischen den Anteilen entsprechend verhandelt werden: »Wenn du in den nächsten sechs Monaten noch so ausgedehnt im Vordergrund stehst, dann brauche ich anschließend eine Zeit, in der du dich nur mir widmest ...«

Es wird so lange an der Landkarte gearbeitet, bis ein Gleichgewicht entstanden ist, das den wichtigen Themen einen stimmigen, zufriedenstellenden Platz zuordnet.

3. Schritt: Erarbeitung des konkreten Transfers in das Leben

Am Ende der Aushandlung zwischen den Lebensthemen stehen konkrete Vereinbarungen, die die weiteren Schritte beschreiben. Hilfreich ist es dabei, für besonders wichtige Aspekte einer optimierten Balance ein Symbol zu finden, das sichtbar im Alltag daran erinnert. Der Arbeitsprozess mit den Lebensbalancen berührt oft auch existentielle Fragen: »Wie viel Zeit bleibt mir für eine angemessene Balance? Was muss im Sinne von Stimmigkeit und Erfüllung mehr oder weniger in meinem Leben passieren?« Symbole können diese Dynamik verdichten und tragen dann auch die vertiefte Auseinandersetzung mit den eigenen Lebensschwerpunkten in den Alltag.

9.6 Inszenierung der Salutogenese

Das Konzept der Salutogenese lässt sich als Grundlage für die Erkundung der gesunderhaltenden Ressourcen und der Risiken des Klienten nutzen. Dafür ist eine räumliche Darstellung entwickelt worden.

Die Salutogenese beschäftigt sich mit der Entstehung und dem Erhalt von Gesundheit – im Unterschied zur Pathogenese, die sich mit der Entstehung von Krankheit beschäftigt. Der israelische Medizinsoziologe Aaron Antonovsky (vgl. 1997) hat diesen Ansatz entwickelt. Ihn beschäftigte die Frage: »Wie bleiben Menschen gesund?« Er fand, dass Menschen, die ihr Leben als stimmig, als »kohärent« erleben, eine größere Chance haben, gesund zu bleiben, als Menschen, die das nicht erleben können. Menschen mit dem Stimmigkeitsempfinden packen die unvermeidlichen Herausforderungen des Lebens optimistischer an, sehen sie als willkommene Anreize für weitere Entwicklungen und können sie so gesünder bewältigen.

Damit man das Leben als stimmig erfährt, sind drei Faktoren wichtig:

- Das Leben muss durchschaubar und in gewissem Umfang vorhersagbar sein.
- Die Herausforderungen des Lebens müssen mit den verfügbaren Möglichkeiten zu bewältigen sein.
- Es muss als sinnvoll empfunden werden, sich für das eigene Leben und für die Bewältigung der Herausforderungen zu engagieren.

Das Stimmigkeitsempfinden kann man auf unterschiedlichem Weg erreichen. Am ehesten kann es wachsen, wenn Menschen Lebenserfahrungen machen, die konsistent sind, d. h., die in sich schlüssig und zusammenhängend wirken und über längere Zeit anhalten. Dazu gehören vor allem verlässliche Beziehungen.

Im Ansatz von Antonovsky wird der Blick also vor allem auf die Fähigkeiten des Menschen gelenkt, für seine Gesundheit zu sorgen (statt Krankheit zu vermeiden). Nicht die Risikofaktoren stehen im Mittelpunkt des Interesses, sondern die gesunderhaltenden, heilsamen (salutogenen) Ressourcen der Menschen, Risiken zu bewältigen.

Will man die eigenen gesunderhaltenden oder heilsamen Ressourcen erkunden, sind folgende Fragen zu den Faktoren des Stimmigkeitsempfindens hilfreich:

- »Verstehen und durchschauen Sie die wesentlichen Teile Ihrer Lebenssituation (Ereignisse, Beziehungen, Dynamiken, Gegebenheiten ...), haben Sie das Grundgefühl, dass wichtige Ereignisse für Sie vorhersehbar sind? Fühlen Sie sich sicher, sind Sie optimistisch? – Für welche Aspekte gilt eher ein Ja, für welche eher ein Nein?«

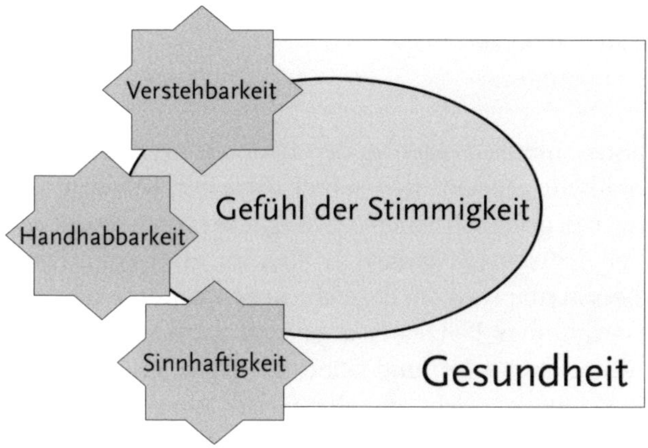

Abb. 13: Die Salutogenese (nach Antonovski 1997)

- »Können Sie mit den wesentlichen Teilen Ihrer derzeitigen Lebenssituation (Ereignissen, Beziehungen, Dynamiken, Gegebenheiten …) umgehen, können Sie Einfluss nehmen, gestalten? Haben Sie die dafür notwendigen Ressourcen selbst verfügbar, oder können Sie sich diese durch andere erschließen? – Für welche Aspekte gilt eher ein Ja, für welche eher ein Nein?«
- »Sehen und erleben Sie in den wesentlichen Teilen Ihrer derzeitigen Lebenssituation einen Sinn, erscheinen sie Ihnen bedeutungsvoll, auf ein gutes, für Sie auch existentiell wichtiges Ziel hin orientiert? Fühlen Sie sich motiviert, engagiert? Lohnt sich Ihr Engagement in Ihrer jetzigen Lebenssituation? – Für welche Aspekte gilt eher ein Ja, für welche eher ein Nein?«
  - »Eher ein Ja«: Hier entsteht eine erste Übersicht über die salutogenen Ressourcen und Lebensbereiche, die für eine weitere Gesundheitsentwicklung eingesetzt werden können.
  - »Eher ein Nein«: Hier finden sich erste Hinweise auf Lebensbereiche, die noch weiter erschlossen werden müssen, damit sie salutogene Kraft entfalten können.

Die räumliche Darstellung folgt dem Muster der Polaritäten: Es wird ein gleichschenkliges Dreieck im Raum markiert. Die drei Winkel entsprechen den Faktoren des Stimmigkeitsgefühls:

- Verstehbarkeit
- Handhabbarkeit
- Sinnhaftigkeit.

Die Faktoren und die Fragen zu den Faktoren werden erläutert. Dann wird der Klient gebeten, sich seiner aktuellen Lebensprozesse und seiner eigenen gesunderhaltenden Möglichkeiten bewusst zu werden. Mit dieser Achtsamkeit bewegt er sich im markierten Dreieck und darum herum und lässt die Bezeichnungen der Pole auf sich wirken. Zur Auswahl eines Platzes lässt er sich dann von seinen Bildern, seinen Wahrnehmungen und seiner Intuition leiten. Er findet dazu einen Platz (eine Ausrichtung, eine Gestik, eine Körperhaltung). Als Kriterium hat sich die Formulierung bewährt: »Was prägt derzeit deine wirksamsten gesunderhaltenden (salutogenen) Möglichkeiten?«

Von dieser Ausgangssituation aus lassen sich nun verschiedene Wege beschreiten.

Im Zentrum steht zunächst die Erkundung der Hintergründe der Wahl von Platz, Ausrichtung, Gestik und Haltung. Daraus lassen sich die Ressourcen und die Risiken ableiten und konkretisieren. Von besonderer Bedeutung ist die Positionierung zum Winkel der Sinnhaftigkeit. Ein fehlender Bezug dorthin (z. B. durch Abwendung) könnte Hinweise auf nicht tragfähige Sinnbeschreibungen, auf Sinnkrisen und, meist damit zusammenhängend, auf einen hohen Level an Unzufriedenheit und Stresserleben geben. Ein guter Bezug zur Sinnhaftigkeit kann umgekehrt eine geringe Besetzung von Durchschaubarkeit und Handhabbarkeit ausgleichen.

Ein fehlender Kontakt zur Handhabbarkeit geht meist mit dem Gefühl von Überforderung, Stress oder mit Hinweisen auf eine Burnout-Konstellation einher. Oft ist dabei auch der Kontakt zur Sinnhaftigkeit wenig ausgeprägt, was die konkreten Gesundheitsrisiken deutlich erhöht. Wenn der Platz weit außerhalb des Dreiecks gewählt wurde, sind insbesondere die Beziehungen von diesem Platz zu den einzelnen salutogenen Faktoren zu klären zu dem Zweck, auch hier zu einer Einschätzung möglicher Ressourcen und Risiken zu kommen.

An diese erste Erkundung schließt die Entwicklung von Optimierungen der salutogenen Faktoren an. Dazu kann ein nächster Platz mögliche Entwicklungsrichtungen markieren. Er wird über das folgende Kriterium gefunden: »Angenommen, du wirst deine salutogenen Kräfte optimal für deine Gesunderhaltung einsetzen, welchen Platz (welche Ausrichtung, welche Gestik, welche Körperhaltung) nimmst du dann ein?«

Nun wird in der für die Aktionsmethodik typischen Form des Wechsels von Plätzen, der Dialogen zwischen den Plätzen, der Außenperspektive, der Veränderung von Körperhaltungen und Gestik, der Entwicklung und Veränderung von Sätzen etc. gearbeitet. Der Berater nimmt wechselnd Plätze ein, um den Klienten Dialoge, Gesten, Sätze etc. entwickeln zu lassen.

Als Ergebnis werden abschließend konkrete Schritte zur Stärkung der salutogenen Kompetenz entwickelt.

9.7 Lebens- und Karriereplanung

Prozesse zur Lebens- und Karriereplanung gehören zu den Standards in Coachingprozessen, die mit mehr oder weniger explizit ausgearbeiteter Systematik durchgeführt werden. Räumliche Darstellungen können hierbei wichtige Impulse geben. Das Vorgehen folgt den schon bekannten Mustern für die Arbeit mit Bodenankern oder mit Stellvertretern. Je nach den Fragen des Klienten und dem Arbeitsmodell des Beraters sind sehr vielfältige Varianten denkbar. Ein Prototyp soll hier skizziert werden.

Nach Klärung von Ziel und Konkretisierung des gewünschten Ergebnisses wählt der Klient zunächst einen Platz für sich im Raum.

In einem ersten Schritt werden ca. drei wichtige berufliche Entscheidungen der Vergangenheit beschrieben. Aus ihnen wird abgeleitet, welche Werte und Muster diese Entscheidungen geprägt haben. Diesen Werten und Mustern wird je ein Begriff zugeordnet. Die Begriffe werden auf Moderationskarten (Bodenanker) geschrieben und im Raum platziert. Dieses Vorgehen nimmt das Modell des Karriereankers von Schein (2004) auf. Die Grundidee dieses Modells ist, dass es prägende biografisch bedingte Muster, Beweggründe und Werte gibt (= Karriereanker), an denen berufliche Entwicklungen ausgerichtet werden. Diese zeigen sich in den vergangenen beruflichen Entscheidungssituationen. Ein Wissen über die eigenen Karriereanker sorgt bei zukünftigen Entwicklungen für eine hohe Stimmigkeit und eine fundierte Orientierung.

In einem weiteren Schritt werden die höchstmöglichen beruflichen Entwicklungen skizziert: »Wenn du am Ende deiner beruflichen Laufbahn auf dein Leben zurückschaust, was musst du gelebt und erlebt haben, um sagen zu können: Es war ein erfülltes Berufsleben?« Die dabei entstehenden Ideen werden – soweit möglich – konkretisiert und wiederum auf Moderationskarten geschrieben und im Raum platziert.

Durch diese beiden Schritte wird der biografische Bogen zwischen Vergangenheit und Zukunft geschlagen und räumlich dargestellt. Im betreffenden Feld werden die konkreten Planungen dann aufgebaut. Dazu werden die verschiedenen Optionen, Pläne, Ideen erarbeitet und im Raum platziert (mit Ort, Ausrichtung, Körperhaltung, Gestik, Bewegung, Satz ...).

Die weitere Arbeit ist dann von den Bewegungen des Klienten in der so entstandenen Landschaft bestimmt. Er schreitet den biografischen Bogen ab und begibt sich auf die unterschiedlichen Plätze. Dabei kommt es auf die differenzierte Wahrnehmung auf den Plätzen und in der Körperhaltung an.

Von den Plätzen der biografischen Werte, Muster und von den Plätzen der Erfüllung lassen sich insbesondere die Bewertungen möglicher Entwicklungsschritte ableiten. An den Plätzen der Optionen lassen sich Stimmigkeit, Energie und Intensität der Attraktion erspüren. Aus der Außenperspektive lassen sich Beschreibungen des Planungs- und Entscheidungsprozesses in Bezug auf den übergeordneten Rahmen analysieren.

Die Rolle des Beraters im aktionsmethodischen Teil besteht darin, dem Klienten beim Wechsel der Plätze und Perspektiven einen strukturierten Prozess mit den entsprechenden (systemischen) Fragen anzubieten. Zudem nimmt er verschiedene Plätze selbst ein, um von diesen aus mit dem Klienten in einen Dialog zu treten. So können die verschiedenen Plätze miteinander in Kontakt kommen und »interaktiv« die weiteren Schritte entwickeln.

Gegebenenfalls müssen später noch Plätze hinzugefügt werden für die Menschen, die von der Lebens- und Karriereplanung betroffen sein werden. Es empfiehlt sich zur Reduktion der Komplexität, diesen Check nach ersten Klärungen der Optionen in Bezug auf den biografischen Spannungsbogen zu machen. Weitere Checks, die ebenfalls räumlich dargestellt werden können, sind der Erhalt der Gesundheit, der Raum für die anderen wichtigen Lebensbereiche (im Sinne einer Lebensbalance) und natürlich der Check der finanziellen Ressourcen und Risiken. Es empfiehlt sich, aktionsmethodisch diese Checks eher nacheinander in gesonderten Arbeitsprozessen durchzuführen. Dazu bietet sich die Methode der Platzierung im Raum mit Nähe, Abstand, Zu- und Abwendung etc. an. Es können aber auch Skalierungen genutzt werden: Eine Skala von 0 bis 10 im Raum zeigt die Höhe des Risikos an. Es kann das gesundheitliche oder das finanzielle Risiko dargestellt werden. Die Optionen, die in den vorherigen Schritten erarbeitet wurden, werden nun auf diese Skala gebracht und miteinander verglichen. Mit Hilfe der aktionsmethodischen Darstellung kann für jede Option in einer gesammelten Bewegung im Erleben des Raumes das jeweilige Risiko ausgelotet werden.

10. Die Arbeit mit »Bodenankern«

10.1 Das Grundprinzip

Die Arbeit mit Bodenankern ist die bevorzugte Version für die Arbeit im Einzelsetting. Sie ermöglicht die Arbeit mit der räumlichen Perspektive, auch wenn zu wenig oder kein zusätzliches »Personal« für die entsprechenden Darstellungen verfügbar ist. Letztlich ist es bei den meisten Aktionsmethoden möglich, sie auch mit Bodenankern durchzuführen (Ausnahmen sind z. B. Skulptur und Fotoinszenierung).

Das Grundprinzip besteht darin, dass bei der räumlichen Darstellung die Plätze im Raum mit Hilfe von Gegenständen markiert werden. Neben dem jeweiligen Platz selbst soll mit den Gegenständen auch seine Ausrichtung angezeigt werden.

Als besonders praktikabel hat sich dabei der Einsatz von Moderationskarten herausgestellt. Die Ausrichtung wird durch das Einzeichnen der Blickrichtung markiert (s. Abbildung 14). Auf den Karten kann zudem verzeichnet werden, wer oder was den Platz besetzt. Unterschiedliche Formen und Farben der Moderationskarten können helfen, den Prozess übersichtlich zu gestalten. Moderationskarten erleichtern die anschließenden Aktionen (im Unterschied z. B. zu Stühlen), weil Rollenwechsel leicht gestaltet und Veränderungen der Positionen problemlos umgesetzt werden können.

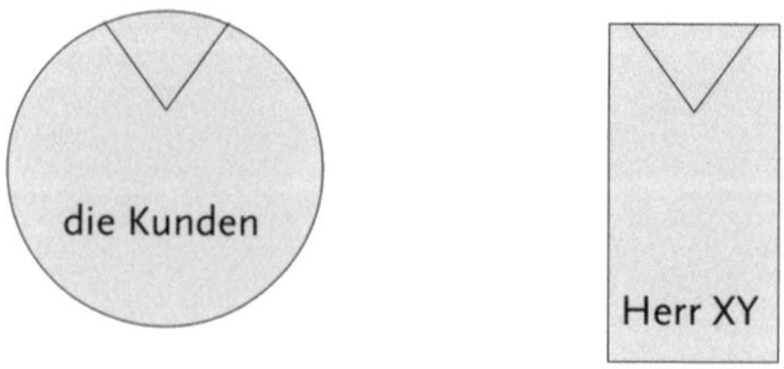

Abb. 14: Bodenanker

Nach der Installierung der Darstellung durch die Bodenanker können die anwesenden Personen (z. B. Klient und Berater) sich nacheinander auf die markierten Plätze stellen und so die bei den verschiedenen Methoden beschriebenen Arbeitsschritte vollziehen. Dabei übernimmt der Klient zunächst seinen eigenen Platz, und der Berater wechselt zwischen den anderen Plätzen. Über Rollenwechsel kann der Klient später auch andere Perspektiven selbst erleben. Dabei nimmt der Berater dann i. d. R. den Platz des Klienten ein. So können Sätze und Dialoge zwischen den Plätzen entwickelt werden.

10.2 Variationen der Methode

10.2.1 Bildpostkarten und Symbole als Bodenanker

Eine Anreicherung der Arbeit mit Bodenankern ist es, wenn zusätzlich die Möglichkeiten von Bildern und Symbolen genutzt werden. Dafür ist es hilfreich, wenn der Berater einen Fundus an entsprechenden Materialien zusammengetragen hat, den er für die Arbeit dann zur Verfügung stellen kann. Bildpostkarten und kleine Symbole eigenen sich besonders gut, weil sie dem aktionsmethodischen Prozess am besten entsprechen.

Das Vorgehen ist wie oben gezeigt. Der Klient wählt vorher aus dem Fundus die Bildpostkarten bzw. Symbole für die einzelnen Plätze.

Der Gewinn bei diesem Vorgehen ist, dass sich zusätzliche Assoziationsräume öffnen, die für die Entwicklung von Lösungen genutzt werden können und die auch mit zusätzlichen Fragen angeregt werden können, z. B.: »Welche Bedeutung hat dieses Bild (hat dieses Symbol) für dich auf dem Platz, auf dem es liegt? Welche besondere Kraft geht davon aus? Was davon wird für die angestrebte Lösung benötigt? Welche Bilder (Symbole) müssten hinzukommen, damit es ein erfolgreicher Weg wird?«

Neben der Veränderung von Plätzen und Ausrichtungen und der Formulierung von Sätzen und Dialogen können auch Bilder und Symbole sowie ihre veränderten Anordnungen zu Veränderungsimpulsen beitragen.

Eine zusätzliche Möglichkeit ist es, die Abbildung auf einer Postkarte auf dem betreffenden Platz inszenieren zu lassen. Dazu kann – im Sinne einer Skulptur – z. B. eine Körperhaltung eingenommen oder eine Bewegung inszeniert werden, die die Aussage der Postkarte darstellt. Der Vorteil ist, dass damit die Erlebensqualität auf eine breitere Basis gestellt wird. Zudem wird die Erinnerung an das Bild und an den dazu passenden Körperausdruck sehr nachhaltig sein. Es lohnt sich, dieses Vorgehen dann zu praktizieren, wenn ein besonders wichtiger Platz in einem soziometrischen Arbeitsprozess markiert werden soll.

10.2.2 Mind Map in Aktion

Eine besonders kreative Form der Arbeit mit Bodenankern ist die Verbindung mit der Methode des bekannten Mind-Mappings. Die Methode wurde von Tony Buzan in den 1970er Jahren entwickelt mit dem Ziel, den komplexen und vernetzten Denkprozessen gerecht zu werden. Damit sollten Ideensammlungen, Planungen und Lernen optimiert werden (vgl. Hornung 1996, S. 78 ff.). Der Prozess der assoziativen Erzeugung von Ideen zu einem Thema wird mit gleichzeitiger thematischer Sortierung und einer räumlichen Darstellung verbunden. Die klassische Mind Map wird auf einem ausreichend großen Papier aufgetragen. Indiziert ist eine Mind Map immer dann, wenn ein Thema eine Ausweitung finden soll, Ideen gesammelt werden sollen, ein Projekt zu entwickeln ist, ein Vortrag oder ein Buch zu konzipieren sind, eine Marketingstrategie zu entwerfen ist, eine Karriereplanung neu zu erfinden ist etc.

Es hat sich gezeigt, dass es einen zusätzlichen Gewinn ergibt, wenn dieser Prozess als Aktionsmethode durchgeführt wird. Dies hat offenbar damit zu tun, dass die einzelnen Ideenstränge dann mit einer entsprechenden Köperbewegung verbunden werden, die im Voranschreiten eine Vertiefung der einzelnen Ideenfelder erleichtert. Es gelten dafür die bekannten Regeln des Mind-Mappings, nämlich dass alle Ideen willkommen sind und keine Bewertungen stattfinden.

Wenn man die entstehenden Ideen schriftlich festhalten möchte, bietet es sich an, mit Moderationskarten zu arbeiten. Für das Mind-Mapping in Aktion werden zusätzlich Moderationsschlipse (Überschriftenkarten) benötigt. Sie dienen zur Markierung und Beschriftung der thematischen Hauptachsen (der »Äste«).

Die Mind Map kann aktionsmethodisch sowohl von einem Klienten allein als auch in einer Gruppe erstellt werden. Bei mehreren Teilnehmern empfiehlt es sich, die Rolle eines Moderators zu bestimmen.

Der Ablauf: In der Mitte des Raumes wird ein Feld mit dem Thema markiert, für das Ideen zusammengetragen werden sollen. Zunächst bewegen sich die Teilnehmer im Raum und starten ihre Bewegung in dem markierten Feld. Die Arbeitanweisung für das Mind-Mapping in Aktion kann lauten: »Lauft herum, ausgehend von dem markierten Feld in der Mitte. Folgt allen Ideen, die sich jetzt in euch zeigen. Bewertet sie nicht. Schreibt die Idee dort, wo sie euch kommt, auf eine Karte, und deponiert die Karte an diesem Platz. Geht achtsam weiter, wie es euch eure Ideen und Impulse nahe legen, und bereichert damit immer mehr die Landkarte.«

Erste Ideen werden auf einfache Moderationskarten geschrieben. Hilfreich ist es deshalb, einen Stapel Moderationskarten und einen Stift im Bewegungsprozess mitzuführen, so dass an dem Platz einer neu entstandenen Idee eine Moderationskarte beschriftet und niedergelegt werden kann. Die ersten Ideen sind der Quellpunkt weiterführender Assoziationen, die dann die typischen Zweige und Verästelungen der Mind Map ergeben. Der Moderator fügt zusammenhängende Ideen dadurch zusammen, dass er erste Äste, also theoretische Hauptachsen, mit entsprechend beschrifteten Schlipsen in den Raum legt.

Die Teilnehmer können sich im weiteren Prozess entweder weiter frei im Raum bewegen und dort weitere Ideen erzeugen. Oder sie bewegen sich an den thematischen Ästen entlang und lassen durch diese gezieltere Bewegung neue Nebenzweige und thematische Ergänzungen entstehen. Es gibt dann immer mehr thematische Verdichtungen im Raum, die zu Kristallisationsorten für den körperlich vollzogenen Suchprozess werden und kreative Ergänzungen wirksam stimulieren.

Meist ergibt dieser Prozess durch die hohe Konzentration in der Bewegung schon recht geordnete Mind Maps für die einzelnen Äste und Ideenfelder. Hilfreich ist anschließend der Blick von außen, der zusätzliche Bündelungen (Cluster) ermöglicht oder auch zusätzliche Themenfelder generieren lässt.

Abschließend wird eine Fotodokumentation der entstandenen Mind Map angefertigt. Es empfiehlt sich aus Gründen der Übersichtlichkeit der Dokumentation, das Mind-Mapping gleichzeitig oder anschließend auf einer Pinnwand nachzuvollziehen.

11. Vorbereitungsübungen zur Arbeit im Raum

Zum Beginn der Arbeit mit räumlichen Darstellungen und Aktionsmethoden ist es oft hilfreich, durch gezielte Übungen die Wahrnehmungs- und Handlungsmöglichkeiten vorzubereiten. Dadurch kann auch zu Beginn einer Arbeit mit einem Team oder einer Gruppe eine »Kultur der Bewegung im Raum« gefördert werden. Dazu haben sich einige Methoden bewährt, die sehr unterschiedlichen Kontexten entnommen und für diesen Zweck eingerichtet worden sind. Diese Übungen sind eine Anregung und können vielfältig ergänzt werden (ich verdanke Evelyne Egli viele Anregungen).

Die Übungen werden hier meist mit der wörtlichen Rede der Anleitung vorgestellt.

11.1 Wahrnehmungsübungen

Die Übungen werden vom Gruppenleiter oder Moderator angeleitet. Die einzelnen Schritte werden angesagt. Dazwischen sind ausreichend Pausen zu lassen, um den Teilnehmern Zeit für die Vertiefung ihrer Wahrnehmungen zu geben. Die Übungen können nacheinander durchgeführt werden, es können aber auch kleine Austauschgespräche zwischendurch nützlich sein.

11.1.1 Die Wahrnehmung von innen und außen

»Geht im Raum umher, findet ein für euch angemessenes Tempo, bleibt gelegentlich stehen, lauft dann wieder weiter. Konzentriert euch auf eure Körperwahrnehmungen, auf Empfindungen, Gefühle, auf Gedanken und Ideen, auf Bilder und Klänge, auf die Wahrnehmung von Gerüchen, von Wärme und Kälte. Achtet auch auf die Energie im Raum und auf Impulse, die ihr spürt. Seid achtsam für alles, was in euch ausgelöst wird. Was entsteht in euch beim Laufen, was beim Stehen an unterschiedlichen Plätzen – in der Mitte, am Rand, am Fenster, an der Tür …?

Ihr begegnet anderen Menschen: Welche Körperwahrnehmungen, Gefühle, Gedanken werden durch die anderen angestoßen? Welche Körperwahrnehmungen, Gefühlen, Gedanken sind euch angenehm, welche sind euch unangenehm?

Wendet dann die Achtsamkeit auf euren Körper. Spürt nach, wie er sich bewegt, wie er sich anfühlt beim Stehen. Wie aufrecht, wie gebeugt ist der Körper? Wie fließt der Atem, was bewegt sich beim Ein- und Ausatmen? Wie haltet ihr den Kopf? Die Luft streicht am Gesicht entlang. Wohin geht der Blick? Die Füße haben Kontakt zum Boden und lösen sich immer wieder. Die Arme bewegen sich mal mehr, mal weniger. Welche Reaktionen des Körpers spürt ihr an den unterschiedlichen Plätzen?

Schaut euch abschließend im Raum um, nehmt wahr, wo die anderen gerade sind, schüttelt Arme und Beine aus.«

11.1.2 Die Wahrnehmung des Raumes

»Geht im Raum umher. Konzentriert euch auf die Grenzen des Raumes, und nehmt sie wahr: die Wände, den Fußboden, die Decke. Die Höhe, Breite und Länge des Raumes. Schaut herum, und erspürt die Grenzen mit den Händen.

Findet einen Platz im Raum und schließt die Augen: Stellt euch den Raum und seine Grenzen vor: Jeder Raum hat einen Inhalt, eine Präsenz. Was ist in diesem Raum? Menschen, Atmosphäre, Energie, Geräusche, Gerüche ...

Was wirkt von außen auf den Raum ein? Was kommt herein? Licht, Geräusche, Energie, Temperatur ... Wie wirkt der Raum nach draußen, in die nähere, die weitere Umgebung? Was dringt nach draußen? Licht, Geräusche, Energie ...

Konzentriert euch wieder auf das Innere des Raumes, auf den Inhalt, die Menschen. Spürt den Wahrnehmungen nach, und öffnet dann die Augen.«

11.1.3 Die Raumwahrnehmung mit Partner

Farbräume

»Sucht euch einen Partner für die folgende Übung. Stellt euch gegenüber in einem angenehmen Abstand. Schaut euch an, und spürt den Raum zwischen euch. Erzeugt in eurer Vorstellung einen gemeinsamen, abgrenzbaren Raum. Nehmt diesen Raum wahr.

Auch ihr selbst habt einen Raum um euch herum, der sich abgrenzen und wahrnehmen lässt. Spürt diesem Raum nach. Gebt dem eigenen Raum eine Farbe. Nehmt wahr, welche Farbe sich einstellt. Nehmt die Farbe des Partners wahr. Eure Farbe mischt sich im gemeinsamen Partnerraum mit der Farbe des Partners. Vor der Brust und dem Bauch bleibt die eigene Farbe (dort, wohin man ein Kind oder eine geliebte Person nimmt).

Kommt dann in die gemeinsame Runde. Die Farben der Räume der Anwesenden mischen sich im Raum. Die eigene Farbe bleibt vor Brust und Bauch.«

Die Wahrnehmung von Körper und Abstand

»Stellt euch Rücken an Rücken mit einem Partner, der Abstand sollte ca. 30 cm betragen. Spürt den Partner hinter euch (die Größe, die Breite, die Temperatur, die Haarlänge, die Sockenfarbe ...).

Dann rückt langsam näher bis zu einer ganz leichten Körperberührung (wie bei der Berührung eines Schmetterlingsflügels). Wie ist die Wahrnehmung des Partners jetzt? Welche Körperteile sind nah, welche entfernter (durch Wölbung der Wirbelsäule), wo ist der größte Abstand?

Geht wieder langsam auseinander, und spürt, welcher Abstand für euch der stimmigste ist.«

Die Wahrnehmung von Abstand

»Sucht euch einen Partner. Stellt euch gegenüber. Reguliert den Abstand so, dass ihr die Arme vorstreckt und die Handflächen dabei nach vorn zeigen: Eure Handflächen sollten sich gerade nicht berühren (Standardabstand). Die Arme herunternehmen und den Körperwahrnehmungen, Gefühlen, Gedanken nachspüren, die in diesem Abstand entstehen. Beide gehen einem Zentimeter (nicht mehr!) vorwärts: Was verändert sich? Beide gehen einen Zentimeter vom Ausgangspunkt aus rückwärts: Was verändert sich?«

Die Wirkung unterschiedlicher Positionen im Raum

»Sucht euch einen Partner. Stellt euch in verschiedenen Positionen zueinander in den Raum (voreinander, nebeneinander, hintereinander, schräg links, schräg rechts, spitzer Winkel, rechter Winkel etc.). Variiert zusätzlich den Abstand. Spürt in den unterschiedlichen Positionen den Körperwahrnehmungen, Gefühlen, Gedanken nach.

Lasst euch in jeder Position ausreichend Zeit, euren Empfindungen nachzuspüren. Spürt zudem nach Impulsen, wie ihr möglicherweise den Platz verändern würdet, um ein höheres Wohlbefinden zu erreichen. Tauscht euch jeweils über eure Wahrnehmungen aus.«

In der gleichen Art kann die Wirkung unterschiedlicher Positionen mit drei Personen erkundet werden.

Die Wirkung von Worten und Sätzen

Eine Erweiterung der räumlichen Erkundung ist es, Sätzen, die von den Positionen aus gesprochen werden, nachzuspüren. Die Erkundung beginnt mit dem Standardabstand (s. o.). Einer der Partner übernimmt den sprechenden Teil, anschließend wird diese Funktion gewechselt. Nach jedem Wort oder Satz braucht der Angesprochene Zeit, seinen Körperwahrnehmungen, Gefühlen, Gedanken nachzuspüren. Es kann mit folgenden Worten und Sätzen experimentiert werden: »Ja!« »Nein!« »Komm näher!« »Stopp, sonst passiert was!« »Es tut mir leid!« »Bitte!« »Danke!«

Die kommunikative Bewegung im Raum

»Stellt euch paarweise im Standardabstand (s. o.) gegenüber. Die Hände berühren sich knapp nicht. Verteilt die Rollen: Einer führt, der andere wird geführt.

Der Führende versetzt sich in den Körper des anderen, versucht, das Gesamt der anderen Person zu erfassen und sie aus dieser Konzentration heraus in Bewegung zu bringen (›in den Füßen des anderen‹). Die Intimgrenzen werden gewahrt, nicht in den anderen ›hineinkriechen‹. Der Geführte muss sich dabei auch in den Führenden einfühlen. Die Augen können offen oder geschlossen sein.«

Ziel ist es, in eine kommunikativ erzeugte Bewegung zu kommen (Laufen, Tanzen ...). Abschluss: zur Ruhe kommen und voneinander lösen.

Die räumliche Erkundung einer Beziehung

Die Wirkung räumlicher Positionen kann auch für konkrete Personen untersucht werden. Dazu werden wieder Partner gesucht. Zuerst wird eine emotional bedeutsame Beziehung des einen, dann eine des anderen erkundet (Vater, Mutter, Partner, Kinder ...).

»Gib einem konkreten Beziehungspartner aus deinem Leben einen Platz im Raum. Positioniere dich dann selbst so dazu, wie es deinem inneren Bild der Beziehung entspricht. Spürt dann beide den Körperwahrnehmungen, Gefühlen, Gedanken, Bewegungsimpulsen etc. nach.« Es folgt ein Austausch über die Wahrnehmungen der Plätze.

Ergänzend kann mit Veränderungen des Platzes und/oder der Ausrichtung experimentiert werden. Dabei wird dem vorherrschenden Bewegungsimpuls in Richtung höheren Wohlbefindens gefolgt. Es folgt ein Austausch über die Veränderungen der Wahrnehmung.

Abschließend kann es ein kurzes Gespräch über die Verbindung zwischen den im Leben konkret erfahrenen Beziehungen und den Erfahrungen mit der räumlichen Darstellung geben.

11.2 Die Energetisierung von Füßen und Beinen

Da bei der Arbeit im Raum oft längere Zeit stehend gearbeitet wird, sind Entspannungsübungen und Energetisierungen besonders für die Beine und Füße hilfreich.

»Setzt euch aufrecht hin. Die Füße stehen auf der Erde. Fasst mit beiden Händen unter den Oberschenkel, hebt ihn hoch und lasst ihn wieder fallen. Die Muskulatur des Beines bleibt locker, die Fußsohle fällt auf den Boden.« Abwechselnd links und rechts durchführen.

»Setzt euch aufrecht hin. Die Schuhe sind ausgezogen. Die Füße stehen auf der Erde. Die Zehen erst des einen, später des anderen Fußes krallen sich in den Boden und ziehen den Fuß vorwärts. Sie machen das fünf- bis sechsmal, dann zieht ihr den Fuß mit der Fußsohle am Boden entlang wieder zurück.«

»Setzt euch aufrecht hin. Hebt beide Beine so an, dass beide Füße frei kreisen können. Dann stellt ihr die Füße auf dem Hacken ab. Konzentriert euch jetzt auf die Zehen – erst des einen, später des anderen Fußes. Jetzt wird jeder Zeh nacheinander einzeln gebeugt. Stellt euch diese Beugung des einzelnen Zehs intensiv vor, auch wenn sich das physiologisch nur begrenzt in eine Einzelbewegung umsetzen lässt. Anschließend hebt ihr beide Beine wieder so an, dass beide Füße frei kreisen können. Nehmt dabei die Unterschiede zu den anfänglichen Kreisbewegungen wahr.«

»Stellt die Füße auf den Boden, und streicht erst das eine, dann das andere Bein von oberhalb des Knies bis zu den Zehenspitzen mit beiden Händen aus. Nehmt dann die Füße nacheinander auf den Oberschenkel und massiert sie. Besonders effektiv ist es, jeden einzelnen Zeh anschließend langzuziehen. Abschließend werden die Füße wieder auf die Erde gestellt und die Beine wie anfangs ausgestrichen.«

Nachwort

Das Lernen von Aktionsmethoden geschieht im Handeln. Die in diesem Buch vorliegenden Anleitungen sollen ermutigen, Aktionsmethoden in die eigene Arbeit einzubeziehen. Die verschiedenen Methoden haben einen unterschiedlichen Komplexitätsgrad. Die Aufforderung an Teammitglieder, sich zu einem in die Mitte des Raumes gelegten Thema zu positionieren und von dem gewählten Platz aus ein Rückmeldung zu geben, ist eine einfache und gleichzeitig sehr aufschlussreiche Intervention. Die Arbeit mit dem Lebenszyklus erfordert Erfahrung, da hier verschiedene methodische Schritte notwendig sind, die zudem genau auf den Prozess bezogen werden müssen. Es besteht also die Möglichkeit, im eigenen Lernprozess zunächst in den eher einfacheren Methoden Erfahrung zu sammeln und später zu den komplexeren Methoden voranzuschreiten.

Wichtig sind dabei Reflexionsprozesse, die das eigene Handwerkszeug mit Hilfe von konkreten Rückmeldungen schulen. Hier bewähren sich entsprechende Lerngruppen, die Raum geben für das Experimentieren mit den unterschiedlichen Methoden.

Der Einsatz von Aktionsmethoden sollte auf der Basis entsprechender Qualifizierungen erfolgen. Ziel der Qualifizierung ist es, einerseits die allgemeinen Grundlagen der Aktionsarbeit mit ihren räumlichen Metaphern zu erlernen, die Möglichkeiten und Grenzen räumlicher Wahrnehmung, die Sprache der räumlichen Beziehungen, die Arbeit mit räumlich dargestellten »inneren Landkarten« etc. zu verstehen. Andererseits sind für die einzelnen Methoden Arbeitsprozesse entwickelt worden, die sehr von einer entsprechenden Kunstfertigkeit profitieren. Es ist zu empfehlen, einsen der Hauptstränge der Methoden gründlicher zu studieren: Das sind das Psychodrama mit der Soziometrie einerseits und andererseits die Aufstellungsarbeit, hier besonders die *Systemische Strukturaufstellung* (Sparrer, Varga von Kibéd).

Am Beginn der Arbeit mit Aktionsmethoden werden die Unterschiede zwischen den Methoden nicht so deutlich erlebt. Es hilft deshalb, zunächst einen der methodischen Zugänge gut zu beherrschen, bevor verschiedene Methoden auf Indikationen bezogen eingesetzt werden. Eine Vermischung der methodischen Zugänge in einem einzigen Arbeitsprozess ist dann möglich, wenn die Methoden sich auf eine einheitliche Theorie der Methode beziehen (z. B. Psychodrama, Skulptur und Soziometrie). Sonst vermindert die Mischung den »Biss« und die Präzision der Methoden. Ein Methodenmix vermindert aber auch den Schutz für Klienten und Berater, den eine gut beherrschte, konsistente Methodik bietet.

Grundsätzlich gilt, dass der Einsatz von Aktionsmethoden eine hohe Achtung vor den Menschen und ihrer Autonomie zwingend voraussetzt. Zudem ist eine klare Orientierung auf Lösungen und auf Ressourcen als Grundhaltung für den Einsatz von Aktionsprozessen notwendig. In der Einfachheit und Ästhetik des Lösungsweges muss sich die Komplexität des Lebens aller Beteiligten spiegeln.

Literatur

Ameln, F. von, R. Gerstmann u. J. Kramer (2004): Psychodrama. Berlin/Heidelberg (Springer).

Antonovsky, A. (1997): Salutogenese. Zur Entmystifizierung von Gesundheit. Tübingen (dgvt).

Baatz, W. (1997): Geschichte der Fotografie. Köln (DuMont), 3. Aufl. 2002.

Barthes, R. (1989): Die helle Kammer. Frankfurt a. M. (Suhrkamp).

Bateson, G. (1981): Ökologie des Geistes. Frankfurt a. M. (Suhrkamp).

Bateson, G. (1987): Geist und Natur. Frankfurt a. M. (Suhrkamp)

Binswanger; R. (1985): Versuch einer Konzeptualisierung des psychodramatischen Prozesses. *Integrative Therapie* 1 (11): 26–38.

Boal, A. (1982): Theater der Unterdrückten. Frankfurt a. M. (Suhrkamp).

Buer, F. (Hrsg.) (1991a): Morenos therapeutische Philosophie. Opladen (Leske + Budrich).

Buer, F. (1991b): Rolle und Identität. *PsychoDrama* 4 (2): 255–272.

Buer, F. et al. (1995): Szene oder System. Oder: Braucht das Psychodrama eine systemisch-konstruktivistische Erweiterung? In: F. Buer (Hrsg.): Jahrbuch Psychodrama, psychosoziale Praxis & Gesellschaftspolitik. Opladen (Leske + Budrich), S. 121–189.

Carlson-Sabelli, L., H. Sabelli a. A. E. Hale (1994): Sociometry and sociodynamics. In: P. Holmes, M. Karp a. M. Watson (eds.): Psychodrama since Moreno. Innovations in theory and practice. London (Routledge).

Clayton, M. (1994): Role theory and its application in clinical practice. In: P. Holmes, R. Daimler, I. Sparrer, M. Varga von Kibéd (2003): Das unsichtbare Netz. Erfolg im Beruf durch systemisches Wissen. Aufstellungsgeschichten. München (Kösel).

de Shazer, S. (1995): Wege der erfolgreichen Kurzzeittherapie. Stuttgart (Klett-Cotta).

Ernst, M. M. (1987): Soziometrie als Aktionsforschung – auch in der Psychotherapie. *Integrative Therapie* 13 (1): 3–24.

Fangauf, U. (1991): Moreno und das Theater. In: F. Buer (Hrsg.): Morenos therapeutische Philosophie. Opladen (Leske + Budrich).

Farmer, C. (1995): Psychodrama and systemic therapy, systemic thinking, and practice series. London (Karnac).

Foerster, H. von (1993): Wissen und Gewissen. Frankfurt a. M. (Suhrkamp).

Fox, J. (1991): Die inszenierte persönliche Geschichte im Playback-Theater. *PsychoDrama* 4 (1): 31–44.

Fürst, J., K. Ottomeyer u. H. Pruckner (Hrsg.) (2004): Psychodrama-Therapie. Ein Handbuch. Wien (Facultas).

Gester, P.-W. (2001): Territorigram. Systemisch-konstruktivistische Organisationsaufstellung. Romanshorn (Viamala).

Grass, G. (1966): Die Plebejer proben den Aufstand. Neuwied (Luchterhand).

Haibach, M. (1995): Das 7-Stufen-Modell. Der Veränderungsprozeß in 7 Stufen. In: E. R. Schmidt u. H. G. Berg (Hrsg.): Beraten mit Kontakt. Offenbach a. M. (Burckhardhaus-Laetare).

Hale, A. E. (1985): Conducting Clinical Sociometric Explorations: A Manual for Psychodramatists. Virginia/USA (Royal Publishing).

Hale, A. E. (1987): Sociometric elements related to the healing circle as presented by John Mosher. *Journal of Group Psychotherapy, Psychodrama and Sociometry* 40 (3): 115–118.

Hale, A. E. (1994): Soziometrische Zyklen. Ein Verlaufsmodell für Gruppen und ihre Mitglieder. *PsychoDrama* 7 (2): 179–196.

Heinl, P. (1986): Die Interaktionsskulptur. *Integrative Therapie* 12 (1–2): 77–109.

Holmes, P., M. Karp a. M. Watson (eds.) (1994): Psychodrama since Moreno. Innovations in theory and practice. London (Routledge).

Hornung, A. (1996): Kreativitätstechniken. Köln (Buch und Zeit).

Joas, H. (1996): Die Kreativität des Handelns. Frankfurt a. M. (Suhrkamp).

Kluge, F. (1989): Etymologisches Wörterbuch der deutschen Sprache. Berlin/New York (de Gruyter), 22. Aufl.

Köhler, M. (1989): Arrangiert, konstruiert und inszeniert – Vom Bilder-Finden zum Bild-Erfinden. In: M. Köhler (Hrsg.): Das konstruierte Bild. Zur Fotokunst der 80er Jahre. Zürich (Stemmle).

Koetzle, H.-M. (2002): Photo Icons – Die Geschichte hinter den Bildern. Bd. 1 u. Bd. 2. Köln (Taschen).

Krüger, R. T. (1997): Kreative Interaktion. Göttingen (Vandenhoeck & Ruprecht).

Lauterbach, M. (1995): Die vergessenen Seiten der Familiendynamik. *PsychoDrama* 8 (1): 95–115.

Lauterbach, M. (2003): Rollentausch und systemische Therapie. *Zeitschrift für Psychodrama und Soziometrie* 1: 79–82.

Lauterbach, M. (2004): Die Kunst, (sich) auf das richtige Pferd zu setzen. Metaphern zum Ritt durch die Lösungsräume. *Kontext* 35 (2): 136–152.

Lauterbach, M. (2005): Gesundheitscoaching. Strategien und Methoden für Lebensbalance und Fitness im Beruf. Heidelberg (Carl-Auer).

Lauterbach, M. (2006): So bleibe ich gesund. Was Sie für Ihre Gesundheit, Lebensenergie und Lebensbalance tun können. Heidelberg (Carl-Auer).

Lauterbach, M. u. E. Pfäfflin (1998): Familienaufstellung und Psychodrama. In: G. Weber (Hrsg.). Praxis des Familienstellens. Beiträge zu systemischen Lösungen nach Bert Hellinger. Heidelberg (Carl-Auer), 3., überarb. Aufl. 2000, S. 352–359

Meyer-Anuth, D. (1995): Psychodrama als Methode im Führungstraining – Ein handlungstheoretischer Ansatz. *PsychoDrama* 8 (1): 29–42.

Moreno, J. L. (1924): Das Stegreiftheater. Potsdam (Kiepenheuer).

Moreno, J. L. (1953): Who shall survive? Foundations of sociometry, group psychotherapie, and sociodrama. New York (Beacon).

Moreno, J. L. (1959): Gruppenpsychotherapie und Psychodrama. Stuttgart (Thieme).

Moreno, J. L. (1962): Die einheitliche Rollentheorie und das Drama. In: H. Petzold u. U. Mathias (Hrsg.) (1982): Rollenentwicklung und Identität. Paderborn (Junfermann).

Moreno, J. L. (1974): Die Grundlagen der Soziometrie. Wege zur Neuordnung der Gesellschaft. Opladen (Westdeutscher Verlag).

Moreno, J. L. (1981): Soziometrie als experimentelle Methode. Paderborn (Junfermann).

Mosher, J. R. (1990): The healing circle: Myth, ritual, and therapy. Seattle, WA (Blue Sky).

Museum Ludwig, Köln (Hrsg.) (2001): Photographie des 20. Jahrhunderts. Köln (Taschen).

Pruckner, H. (2004): Soziometrie. Eine Zusammenschau von Grundlagen, Weiterentwicklungen und Methoden. In: J. Fürst, K. Ottomeyer u. H. Pruckner (Hrsg.): Psychodrama-Therapie. Ein Handbuch. Wien (Facultas).

Satir, V. u. M. Baldwin (1999): Familientherapie in Aktion. Die Konzepte von Virginia Satir in Theorie und Praxis. Paderborn (Junfermann).

Schacht. M. (2003a): Spontaneität und Begegnung. Zur Persönlichkeitsentwicklung aus der Sicht des Psychodramas. München (inSenario).

Schacht, M. (2003b): Innerer Rollenwechsel und Rollentausch: Welche Kompetenzen brauchen wir? *Zeitschrift für Psychodrama und Soziometrie* 1: 17–36.

Scharmer, C. O. (2007): Theorie U: Leading from the future as it emerges. Cambridge (SoL).

Schein, E. H. (2004): Karriereanker. Die verborgenen Muster in Ihrer beruflichen Entwicklung. Darmstadt (Lanzenberger Dr. Loos Stadelmann), 9. dt. Aufl.

Schmalriede, M. (1980): Absage an das Einzelbild. In: U. Eskildsen u. M. Schmalriede (Hrsg.): Katalog der Ausstellung: Foto Foto Text Foto Folgen. Essen (Fotografische Sammlung Museum Folkwang).

Schmalriede, M. (1992): Erfundene Wirklichkeiten. In: M. Schmalriede (Hrsg.) : Katalog der 2. Internationalen Foto-Triennale Esslingen. Stuttgart (Cantz).

Schmalriede, M. a. B. Hennig (2001): Draw a distinction. In: K. Sachs-Hombach (Hrsg.): Bildhandeln. Magdeburg (Scriptum).

Schmieke, M. (2003): Vastu für Einsteiger. Freiburg (Nietsch).

Schnelle-Schneyder, M. (1990): Photographie und Wahrnehmung am Beispiel der Bewegungsdarstellung im 19. Jahrhundert. Marburg (Jonas).
Schwehm, H. (1994): Soziometrie – die Methode der Wahl. *PsychoDrama* 7 (2): 165–178.
Schweitzer, J. u. G. Weber (1982): Die Familienskulptur. *Familiendynamik* 7 (2): 113–128.
Seeger, U. (1991): Die Angst des Drachentöters. *PsychoDrama* 4 (2): 229–254.
Sontag, S. (1980): Über Fotografie. Frankfurt a. M. (Fischer), 13. Aufl. 2002.
Sparrer, I. (2001): Wunder, Lösung und System. Lösungsfokussierte Systemische Strukturaufstellungen für Therapie und Organisationsberatung. Heidelberg (Carl-Auer), 4. Aufl. 2006.
Sparrer, I. (2006): Systemische Strukturaufstellungen. Theorie und Praxis. Heidelberg (Carl-Auer).
Sparrer, I. u. M. Varga von Kibéd (2000): Ganz im Gegenteil. Tetralemmaarbeit und andere Grundformen Systemischer Strukturaufstellung. Heidelberg (Carl-Auer), 5., überarb. Aufl. 2005.
Spencer, S. A. u. J. D. Adams (2004): Krisen überwinden und an ihnen wachsen. Stuttgart (Aethera).
Stanislawski, K. S. (1958): Theater, Regie und Schauspieler. Reinbek bei Hamburg (Rowohlt).
Stanislawski, K. S. (1984): Die Arbeit des Schauspielers an der Rolle. Berlin (Das europäische Buch).
Stock-Whitaker, D. a. M. A. Lieberman (1964): Psychotherapy through the group process. New York (Tavistock).
Tesch, J. u. E. Hollmann (Hrsg.) (2005): Kunst! Das 20. Jahrhundert. München (Prestel).
Thorau, H. (1991): „Durch Millionen von Mikroevolutionen die Makrorevolution der Zukunft vorbereiten." Boal und Moreno. *PsychoDrama* 1 (4): 5–20.
Varga von Kibéd, M. (2005): Ein Metakommentar. In: G. Weber, G. Schmidt u. F. B. Simon: Aufstellungsarbeit revisited ... nach Hellinger? (Mit einem Metakommentar von Matthias Varga von Kibéd.) Heidelberg (Carl-Auer), S. 200–250.
Walter, C. (2002): Bilder erzählen! Positionen inszenierter Fotografie. Weimar (VDG).
Watzlawick, P. (1976): Wie wirklich ist die Wirklichkeit? München (Piper)
Weber, G. (Hrsg.) (1993): Zweierlei Glück. Die systemische Psychotherapie Bert Hellingers. Heidelberg (Carl-Auer), 15. Aufl. 2007.
Weber, G. (Hrsg.) (1998): Praxis des Familienstellens. Beiträge zu systemischen Lösungen nach Bert Hellinger. Heidelberg (Carl-Auer), 3. Aufl. 2000.
Weber, G., G. Schmidt u. F. B. Simon (2005): Aufstellungsarbeit revisited ... nach Hellinger? (Mit einem Metakommentar von M. Varga von Kibéd.) Heidelberg (Carl-Auer).

Weber, M. (1990): Vom Chaos zu Ordnung. Die Eröffnung im Protagonistenspiel als instabile Phase. Skripten zum Psychodrama. Bd. 2. Stuttgart (Moreno Institut).

White, M. u. D. Epston (1990): Die Zähmung der Monster. Heidelberg (Carl-Auer), 5. Aufl. 2006.

Willems, H. u. M. Jurga (Hrsg.) (1998): Inszenierungsgesellschaft. Ein einführendes Handbuch. Opladen (Westdeutscher Verlag).

Williams, A. (1991): Strategische Soziometrie. *PsychoDrama* 4 (2): 273–289.

Williams, A. (1994): Klinische Soziometrie: Spielräume in Familiensystemen und Gruppen schaffen. *PsychoDrama* 7 (2): 217–239.

Williams, A. (1995): Visual & active supervision. Roles, focus, technique. New York (Norton).

Wollsching-Strobel, A. u. L. Frings (1995): Erfahrungen in der Psychodramaarbeit mit Führungskräften der Wirtschaft. *PsychoDrama* 8 (1): 5–16.

Über den Autor

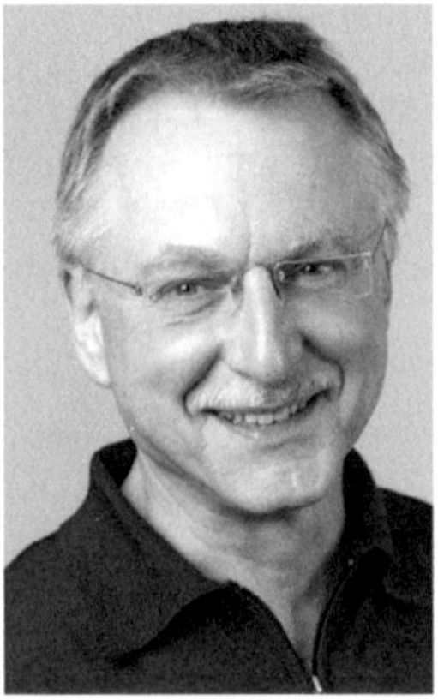

© Heiko Preller

Matthias Lauterbach, Dr. med., ist Facharzt für Psychiatrie und Psychotherapeutische Medizin. Nach Ausbildungen in Psychodrama/Soziometrie sowie in Systemischer Therapie und Beratung lehrt er diese Methoden, u. a. in dem von ihm 1988 mitbegründeten Institut für systemische Therapie und Beratung, Hannover. Seit 1994 ist er Geschäftsführender Gesellschafter von DLW Unternehmensentwicklung, Hannover. Tätig als Coach in unterschiedlichen Branchen, Mitinitiator des 1999 gegründeten Kompetenznetzwerks Gesundheitscoaching. Buchveröffentlichungen: *Gesundheitscoaching. Strategien und Methoden für Fitness und Lebensbalance im Beruf* (2005) und *So bleibe ich gesund. Was Sie für Ihre Gesundheit, Lebensenergie und Lebensbalance tun können* (2006, zus. mit Susanne Hilbig).